「うつ」の捨て方

考え方を変えるために考える

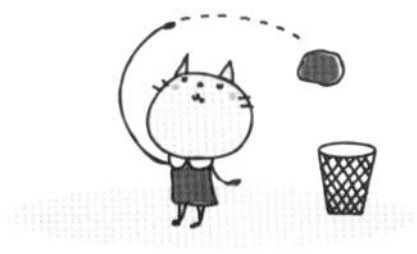

注意！
うつに苦しむ読者の方へ

もし、あなたがいま、エネルギー切れでなにもしたくない状態なら、この本は読まないでください。

服用中の薬がよく効いている方や、回復期で不安定な方にもおすすめできません。

あなたが「うつ」になったのはあなたのせいではありません。
でも、「うつ」は医師だけではなかなか治せません。
あなた自身の力を発揮して、一緒に治していただきたいのです。
この本はあなたにそう呼びかけます。

健康な人でもなかなかできないようなちょっぴり厳しいことも書いてあります。
あつかましいオヤジや、イヤミな上司のお小言みたいなことも書いてあります。
ですから、応えられない自分を責める必要はまったくありません。

いつか、あなたが社会に戻る決心をしたときに、ほんの少しでもお役に立てることを願っています。

序文

満たされすぎた時代の満たされないこころ

この本を手に取ったあなたは、長引くうつ病に苦しんでいらっしゃるのでしょうか。もしくは、ご家族やお知り合いがうつ病なのでしょうか。いずれにしてもたいへんお悩みのこととお察しいたします。

もし、あなた、もしくはご家族のうつ病にお薬がよく効いているようでしたら、どうぞそのまま治療をお続けください。

しかし、もし、お薬を飲んでもよくならない状態が長く続いている場合は、この本になにかしらのヒントがあるかもしれません。

私は、現在のうつ病の患者さんのうち、半数の方は生物学的原因による病気、残りの半分は現代社会が作り出した病気だと考えています。

生物学的原因によるうつ病には薬がよく効きます。気分が落ち込む生物学的な要因がわかっていますので、それを緩和してあげればよいのです。このタイプのうつ病になる方たちは、几帳面で責任感があるなど、共通する性格をおもちです。また、明らかなストレス要因があるなど原因も明確な、いわゆる古典的なタイプのうつ病です。

それにたいして、最近増加傾向にある、薬の効かないうつ病を、私は「社会文化的うつ病」と呼んでいます。これは現代社会が作り出した新しい病気です。

この病気がやっかいな背景には三つの問題があります。

一つ目は治療法が確立されていないこと、二つ目は患者さん本人の問題、三つ目は環境・社会の要因です。

このタイプのうつ病はマスコミでは「新型うつ病」と呼ばれたりしますが、医学的には正式な名称があるわけではありません。

現在のところ、とりあえずは古典的な投薬治療を試してみるよりほかないことも、残念ながら事実です。

仕事には行けないけれど遊びには行ける、という患者さんがいたりするため、厳しい見方をされることもありますが、私は医療界にも問題があると考えています。

私は、五十年間、精神科の治療を続けてきました。

その間、社会は大きく変わり、それにつれて患者さんの悩みも大きく変わるのを実感してきました。考えてみれば当然のことなのですが、こころの病気は社会の影響を受けて変化するのです。ところが、医療はそれよりずっと緩やかにしか変わりません。精神科医療は現代社会の変化に追いついていないのです。

新しい病気を古い定義で診断したり、治療することはできません。たしかに新しい病名が生まれ、新しい治療薬は開発されますが、それがすべてを解決してくれるわけではないのです。ひょっとしたら、薬を飲んで治すというやり方自体が時代遅れだという可能性すらあるのです。

これが、この病気の根底にある一つ目の大きな問題です。

そもそも病気は「発見」され、「命名」されなければ存在しません。

私が精神医学を学び始めた五十年前には、三大精神疾患といえば「精神分裂病（現在は統合失調症）」「躁うつ病」「てんかん」でした。当時はこれらの病気として診断されることは患者さんにとってはたいへんな不名誉であり、社会的な不利益を意味することだったのです。もちろん、依存症などはまれです。社会が貧しかったので、体を壊すまでお酒を飲むことは現実的に不可能だったせいもあります。

うつ病も同じです。

「うつはこころの風邪」という言葉を聞いたことはありませんか。この言葉はもともと製薬会社が始めたキャンペーンのキャッチフレーズです。たしかに、自殺願望をもつような重症の患者さんがこの言葉をきっかけに病院に行き、救われた事例もあることでしょう。しかし、本来ならば薬を飲む必要のない患者さんまでもが「自分も病院に行かなければ」と思い込んでしまったことも事実なのです。

先に述べたように、昔は精神疾患と診断されることは社会的に大きなダメージを受けましたので、メンタルの不調で病院に行くことに抵抗がありました。

けれどいまは、うつ病と診断されてもさほどのダメージはありません。

むしろ、周りから心配され、会社員であれば給料をもらいながら長期に休むことも可能です。

そのため、社会に受け入れてもらえないという悩みを抱いたときは「病院に行く」という新たな選択肢が増えたのです。

これが二つ目の問題です。

どんなに健康であっても、まったく悩みを知らない生き方をしている人はまれでしょう。本来、人間関係の悩みや自分の性格についての悩みは時代を問わず存在していました。そこで、なんとか解決のヒントを見いだそうとして文学を読んだり、哲学を勉強したり、ひたすら考えてみたりといった試みを繰り返すのが青年期の課題です。

けれど、生まれたときから恵まれて育ち、大きな悩みがなかった人はそれを解決するすべを知りません。親子関係は甘くなり、職場の上下関係などの秩序も緩くなって、身近に叱ってくれる人もなくなりました。すると子どもたちは、自分がいちばん偉い存在だと思ってしまいます。

個人の違いはよい点も悪い点も「個性」として尊重されて育ったのですから、たとえ社会に出たときにうまくいかなかったとしても、その原因が自分にあるとは夢にも思っていないのです。

本人のわがままのせいで人間関係に軋轢が生じたとしても、「なにかがおかしい」と感じるだけで、反省には至りません。うまくいかない理由を他人のせいにしたり、学校や職場のせいにしたり、社会のせいにしたりします。こうした他罰的な発想が社会文化的うつ病の典型的な特徴です。

三つ目の問題は環境・社会の変化です。

私のクリニックにはうつ病のほか、さまざまな依存症（アディクション）に苦しむ患者さんが通われています。とくに依存症の場合は服薬だけで完治することはまずありません。そのため、医師やスタッフが根気強く付き合う必要があります。

なぜ治りにくいのでしょう。

それは長引くうつ病や依存症は現代社会そのものに原因があるため、薬だけでは治らない要素を多く含んでいるからです。

日本はたいへん豊かになりました。

少しくらい貧しくても食べ物に困るほどではないですし、いざというときには社会保障や医療保険も整っています。

子どもたちは生まれたときから欲しいモノはなんでも与えられます。食べ物でもおもちゃでも望めば手に入る環境の中で育てられ、親たちもわが子がつらい思いをしなくてすむようにと、モノを与え続けています。なにもしなくても、「幸せは天から降ってくる」のです。

しかし、困ったことに、欲望にはかぎりがありません。物質的に豊かになればなるほど、もっともっとと望む欲望のインフレーションがおきます。

欲しいものを手に入れても、さらにいいものが欲しくなるだけで、満ち足りた幸福などはいつまでたっても手に入りません。逆に欲求不満が募ってますます苦しくなり、幸せは遠ざかっていくかのようです。皮肉なことに、物質的に満たされすぎた生活が、モノではけっして満たされないこころを育ててしまったのです。

薬の効かないうつ病と依存症が同根だと私が主張するのは、背景にこうした社会文化的要因があるためです。

人間にはサーカディアンリズムといって、自然のリズムに従った体内時計が備わっています。この働きによって明るくなれば目覚め、暗くなれば眠くなるのです。

しかし現代は夜でも煌々として明るく、ＩＴ化によって二四時間、世界中の情報が飛び込んできます。グローバル化といわれるこの状況はほんのここ十年ほどで急激に進展しました。

ところが、人類は生物としては何万年も前に進化を止めてしまっています。ですから、人間の体とこころはここまで急激な社会変化にはついていけるはずがありません。それなのに無理をして社会の動きに合わせようとすれば、どこかでひずみが生じるのは当然です。むしろそれが当たり前だということを意識しておく必要があるでしょう。

仕事も同様です。

いまの社会は、便利さと豊かさを維持するために高速でまわっています。そこで働く人たちは有能でオールマイティなビジネスパーソンであることを要求されます。

しかし、考えてもみてください。誰もがコミュニケーション能力に長け、パソコンを使いこなし、さっさっさとスピーディに要件を処理していけるわけがありません。

どんどん変化し、加速していく社会のスピードに人間が合わせられるはずはないのです。

人間に個性があるということは、すなわち生まれつき能力にも差があるということです。

仕事の能力も千差万別です。困難な課題をうまくこなしてしまう人もいれば、単純な作業すらなかなかできない人もいます。そして、その中間に、失敗しながらもなんとかやっていける大勢の人たちがいます。

生まれつき能力の高い人や要領のいい人ならば、少数の「できる人」のグループに入れることでしょう。そうでなくても、必死に努力していれば、その他大勢の「なんとかやっていく人」にはなれるかもしれません。けれど、生まれつきどうやっても頑張れない「できない人」も存在しています。

昔の日本には、「できない人」を受け入れてくれる共同体がありました。しかし、いまの社会は「できない人」に対しては冷たく、仕事や居場所を与えようとすらしません。「できない人」がうつ病や依存症になってしまったら、どうすればいいのでしょうか。

病気は治らない、仕事もない、仮に社会保障で生きていけるとしても、その先に果たして希望は待っているのか、答えは簡単には見つかりません。

けれど、「できる人」や「なんとかやっていく人」だって、とても無理をしています。

ふだん真面目で抑圧された生活をしている人が依存症になると、なかなかコントロールが効きません。アルコールやドラッグ、ギャンブル、セックスなどは、一歩間違えば犯罪に結びついてしまいます。やめなければいけないと理解はしていても、いったん欲望のインフレーションにつかまってしまうと簡単には抜け出せません。

なぜなら、欲望自体はけっしてなくならないからです。

ここが社会文化的な背景をもつ病気のおそろしいところです。

社会という巨大なシステムが依存症を生み出す原因になっているうえに、お金を出せばたいていの欲望は手に入れることができてしまうのですから、そこから抜け出すのはなまやさしいことではありません。

これもまた、医者や薬が治してくれると思っているうちはぜったいに治らないといえましょう。

いまや「こころの風邪」となったうつ病も事情は同じです。

薬を飲んでもなかなか効果がでない場合は、従来型のうつ病ではないのかもしれないと疑ってみることも必要かもしれません。

そしてもし、あなたの病気が社会文化的うつ病だとしたら、残念ながら病院に行くだけでは治りません。

では、どうすればよいのでしょう。

治療法の開発や社会的要因はあなた一人の力で変えることはできません。残る一つの可能性はあなた個人の要因です。

誤解しないでいただきたいのですが、あなたにすべての原因があると言っているのではありません。

自分の力で変えられるのは自分のことだけだという事実に気づいていただきたいのです。

少しだけでも自分が変われば、そこからなにかが動き始めるかもしれません。

つらいでしょうが、自分のどこかに原因があるのかもしれない、変えられるなにかがあるかもしれない、と一度じっくりと考えてみていただきたいのです。

残念ながらその答えはどこにもありません。

悩んで苦しんで、答えを考えてみてください。

便利で恵まれすぎた社会があなたに教えてくれなかったことを、自分から学びにいかなければいけないのです。

口で言うのは簡単ですが、自分と向き合って悩み抜くのはたいへんつらいことです。私だって同じです。精神科医としての非力さに悩むことはしょっちゅうです。アルコール依存症の患者さんから酒をとりあげたときに投げかけられるのは感謝ではなく、憎悪の言葉です。

「憎い医者め！　命より大事な酒を取り上げる気か！」

本気でこんなことを言われます。でも、そんな脅しに屈するわけにはいきません。憎まれるのが仕事ならばそれを受け入れるしかないのです。

人のこころが育っていくのに重要な要素はアメ（母性原理）とムチ（父性原理）と生きがいモデル（自己原理）、この三つです。

ところが、現代社会はアメばかり。だから私はあえてムチ役を買って出るのです。

社会文化的うつ病の患者さんは、病院に行けば救ってもらえる、救ってもらえて当たり前だと思っています。

自分の努力が足りないかもしれない、などとはまったく考えていません。

こうした患者さんは「みんなはわかってくれない。でも先生だけはわかってくれますよね」と一生懸命に自分の窮状を訴えてきます。

こういう患者さんにとって「わかります」という言葉はアメです。だから私はあえて言いません。実際、精神科の医師になにもかもわかるはずがないのです。

私は患者さんにこう話します。

「医者の力は一割か二割、薬の力は三割か四割。残りの五割以上は患者さん自身の力で治すんです。私にできるのはあなたが立ち直れるように居場所と回復のためのシステムを用意してさしあげることですよ」と。

現代社会は非情です。

とくにいまは米国のネオリベラリズムの影響が強く、自己責任が求められる時代です。

たしかに社会保障は発達しましたが、これが行きすぎると悪い面も出てきます。

かつてイギリス病といわれた停滞社会が明日の日本の姿である可能性だってあります。

厳しいことを言うようですが、私は患者さんの病気は診ますが、人生にまで責任をもつことはできません。やろうと思えば、患者さんを甘やかして、効かない薬を与え続けることはできるわけです（しませんが）。

でも、それでは私が得心がいきません。

ですから、患者さんのニーズに応じていろいろな学会を立ち上げて勉強をしたり、新しい治療を試したりしているのです。

どこにも答えは書いてないから、自分で探しに行くほかないのです。

個人的な話で恐縮ですが、私は昭和十年生まれですので、十歳で終戦を迎えました。戦後の日本は貧しかったのですが、私の家はとりわけ貧しかったのです。家族五人が六畳一間に暮らしていました。いまでは考えられないことでしょうが、私の父は小学校すら出ておらず、文盲でした。看護師をしていた母が毎朝、父に新聞を読み聞かせていたのを覚えています。私は三人兄弟の次男でしたが、兄と弟は勉強が大嫌いでした。

当時はみな、飢えないこと、死なないことが最重要でした。

兄は腹一杯食わせてくれるからと自衛隊に入り、弟は腹一杯食えるからと寿司屋になりました。なぜか私だけが大学に進んだわけですが、家族の邪魔にならないように、勉強はいつも押し入れの中でしていました。

考えてみると、貧乏であること、ハングリーであることは最高の教育だったのかもしれません。現代の社会は子どもたちをさんざん甘やかして育てておきながら、人生を切り拓いていく強さを与える視点が抜け落ちています。それなのに、長ずれば厳しすぎる現実を生き抜いていかなければいけません。そういう意味では、その落差についていけない本人ばかりが悪いとは言い切れない面もあります。

そこに至るまでのどこかで、誰かが厳しく接する必要があったのかもしれません。けれど、もう誰かのせいにするのはやめましょう。

依存症にしても社会文化的うつ病にしても、最終的には自分で立ち直っていくしかないのです。なぜなら、それはあなたの人生だからです。

簡単ではないかもしれませんが、勇気をもって自分と向き合い、自分の力で人生をつくっていきましょう。

あなたなら、きっとできます。

医療法人　榎本クリニック理事長

榎本　稔

目次

ライブセッションⅠ　職場ストレスの正体　55

コラム一覧

ライブセッションに入る前に「こころのはたらき」について、説明をしておかなければならないことがいくつかあります。

こころのはたらきの見方 三つのアプローチ

この本は、「うつ病」で職場を休職中の方々を対象に、復職のためのお手伝いをさせていただいている精神科医によって書かれています。

最近のうつ病の特徴については、「新型うつ病」などといわれ、メディアなどでよく取り上げられていますので、何となくご存知の方も多いと思います。

さて、うつ病の話に入る前に、精神科で扱う病気について簡単にご紹介しておきましょう。

精神医学は、医学の中では、ちょっと変わった分野です。

高熱が出たり、咳が続いたりするとふつう内科に行きます。ケガをしたら外科や整形外科に行って診察してもらいます。眼科、耳鼻科、小児科、産婦人科など、それぞれの守備範囲は、臓器や年齢や性別によって区別されます。患者さんの訴えに応じて、身体検査や血液検査やレントゲンやCTなどの検査を受けて、客観的なデータに基づいて病気の原因を絞り込んでいくことになります。原因からその結果としての症状・経過という一連の流れがわかると、治療やそのあとの見通しもつけやすくなります。とても理論的で科学的ですね。

精神医学は、内科や外科と同様、診察室で患者さんに直接関わるという意味で臨床医学の一分野です。しかし、「こころ」という目に見えない対象を扱う点で内科や外科とは大きく異なっています。精神科以外の臨床医学の分野を「身体科」と呼んでひとくくりにするのもその表れといえるでしょう。

目に見えない「こころ」を扱うといっても、現代の精神医学においては、「こころ」の状態を脳の機能に求め、脳画像のデータや細胞・DNAレベルの知見まで、研究は日進月歩で進んでいます。精神的な病気になりやすい素質や、病気の症状に伴って変化する脳のはたらきを捉えようとするもので、ほんの十数年前までブラックボックスといわれていた脳のはたらきについて、さまざまな謎が解き明かされつつあります。

今のところ、血液検査や脳波やCTを撮ればそれで確定診断がつけられるといったような精神科の病気はごくわずかですが、このように、こころの病を遺伝子・細胞・脳のはたらきなど、からだの一部に求めていく方法を**生物学的なアプローチ**と呼びます。このアプローチによって立証された研究成果に基づいた治療法が薬物療法ということになります。

さて次に、心理療法やカウンセリングといった、みなさんにもなじみがあると思われる**心理学的アプローチ**があります。心理療法といえば、フロイトの精神分析など、名前だけは聞かれたことがあるかもしれませんが、その種類はとてもたくさんあるのです。精神科の治療というとむしろこの心理療法がメインと思われている方も多いのですが、多くの精神科医は専門的に心理療法を学ぶ機会はありません。中には、特定の心理療法を積極的に治療に取り入れている精神科医もいますが、忙しい日常診療の中で、なかなか時間が取れないのが実情でしょう。

心理療法やカウンセリングのそれぞれの中身はともかくとして、共通していえることは、まず患者さんの訴えをよく聞くということです。そしてできるだけ患者さんの立場に寄り添うということでしょう。

最後の視点は、**社会的アプローチ**です。からだの病気と違って、こころの病気の発病や経過においては、家族や会社や地域社会などで、周囲の人々との関係性が影響していることが多く、また治療においてもそうした人々のサポートが有効に働くことが少なくないのです。

精神医学で取り扱う問題というのは、悪いところを切り取ったり、薬だけ飲んで安静にしていれば治るといった単純なものではありません。学会などで推奨されているスタンダードな治療指針というものはありますが、しばらく経過を見ないとわからないといった、一見、無責任で非科学的とも思えるところがあるのも事実です。この点は、一般の方はもとより他の診療科のドクターからも、精神科の治療はよくわからないといわれることがあり、精神科を専門とする者として自戒しなければなりません。

すべての医療関係者にとって最大のやりがいであり喜びは、患者さんが病気から回復し元の社会生活が営めるようになることだと思います。

この点においては、精神科医も同様であり、今この時点でできる最大限の努力をしているはずです。それでも、患者さんが求めているものと医療者の考えにズレが生じることがあるかもしれません。「こころ」の病気は治療を始めたからといってすぐによくなるとは限りません。**最近のうつ病の治療にあたっては、患者さんのこころの成長や人間力（バイタリティ）の発揮というものが期待される部**

分が大きいのです。こうした変化は、すぐに起こるものではありません。しかし、患者さんの変化の軌跡こそが、私たちにとっては最大のやりがいであり喜びなのです。

少し話が横道に逸《そ》れてしまいましたが、以上、述べたような三つのアプローチを、**生物心理社会モデル（Bio-psycho-social model）**と呼びます。

人の身体的・精神的発達や成長、あるいは、健康を損ねた時に、これら三つの視点から考えることが大切です。しかも、これらは、別々に存在しているのではなくて、相互に関連しあっているのです。

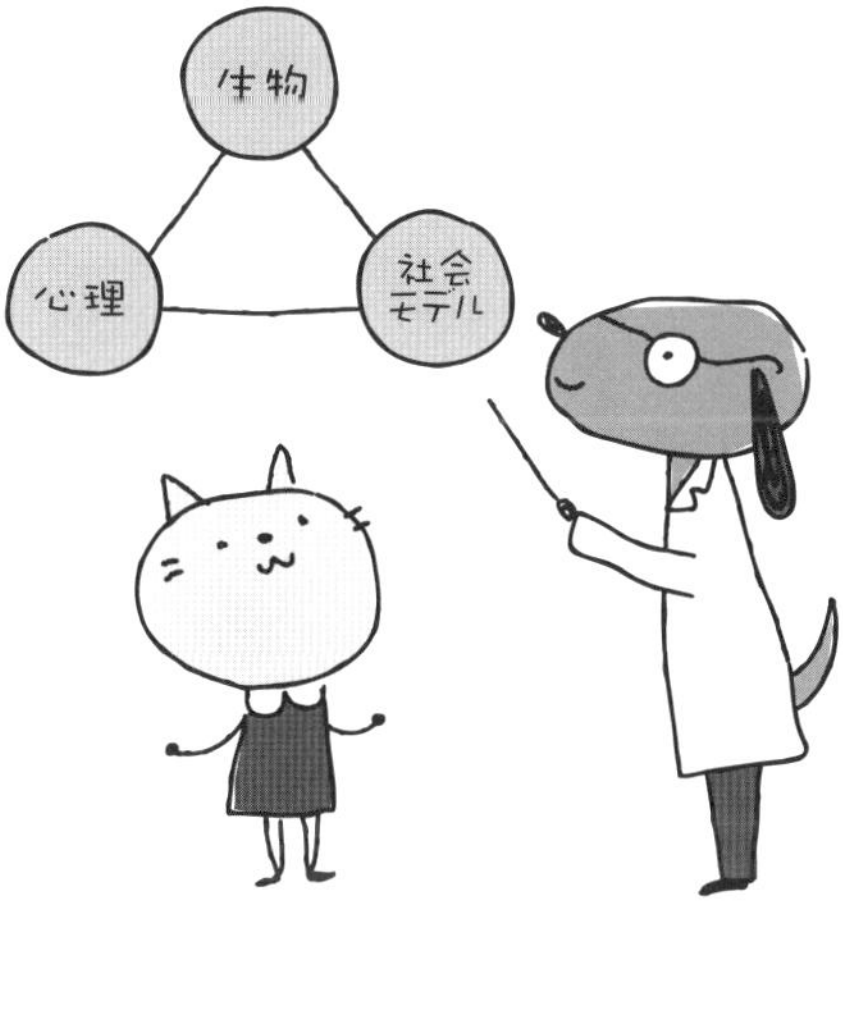

コラム❶

「雑用」について考えてみる

「雑用がイヤで、仕方ありません。」

私はこれまでに、このように話される多くの方と診察室の中でお会いしてきました。

たしかに、誰にとっても雑用とは嫌なものだと思います。

しかし、そもそも雑用とは一体何なのでしょうか。

例えば、お茶くみ。

例えば、他部署へ書類を届ける。

これらは本当に、雑用なのでしょうか?

喫茶店のウエイトレスさんの仕事は、お客さんにお茶や料理を運ぶことです。

郵便局やクロネコヤマトさんの仕事は、書類や荷物を指定場所に届けることです。

あなたが雑用と呼んでいるその仕事は、実はあなたがそう呼んでいるだけなのかもしれません。

しかし、そうはいっても「雑用ばかりでつらい」と思う時があるかもしれません。

そんな時はどうしたらいいのでしょうか。

あなたは誰よりもきちんと、手早く、そして笑顔でその雑用をこなせばよいのです。

雑用といえども、決してあなどってはいけません。雑用すらきちんとできない人が、雑用以上の仕事を任せられることはないからです。

そして、周囲の人達から、

「あいつには雑用なんかやらせていたらもったいない。」

こう言われるような人材を目指していけばいいのです。

最後は太閤にまでなった豊臣秀吉も、始めは織田信長の草履番だったのです。

「下足番を命じられたら、日本一の下足番になってみろ。そうしたら、誰も君を下足番にしておかぬ」

（小林一三）

意味はあとからついてくるのです。お茶くみであろうと、コピー取りであろうと、掃除であろうと、意味があるかないかはその人が決めることです。誰にでもできるであろう雑用ができない人に特別な仕事を任せられるわけがありません。雑用の真髄を究めた人を周囲は放っておきません。

（山下悠毅）

からだの病気・こころの病気

あたりまえのことですが、病気とはからだに異常が起こって発病するものです。からだとは、心臓や肝臓や骨や胃腸など、いわゆる臓器の異常として考えることが一般的ですが、臓器を形成しているのは細胞であり、もっとミクロなレベルではＤＮＡということになりましょう。いくら小さく細かく分解しようとそこに実体があることには変わりないのです。

例えば結核という病気を考えてみましょう。

結核という病気には、①結核菌という原因となるものがあり、②発熱や咳などの一定の症状があり、③結核特有の経過があり、④レントゲン検査や血液検査によって確認できる所見があります。このように、結核という病気においては、病気の原因、経過、診断、治療、予後と、病気の全体像がわかっているといえましょう。しかし、世の中には、原因がわかっていても適切な治療法がわかっていない病気もあれば、原因はわからないけれどある程度治療法はわかっている病気、あるいは、原因もわからないし治療法もわかっていない病気があります。

精神科で扱う病気はどうでしょう。病気の実体が何であるのか、世界中でこれまで途方もない地道な研究が行われてきました。膨大なデータが集まり解析されています。しかし、いまだに結論が出ていないものがほとんどといってよいのですが、一方で、ある程度、病気のメカニズムがわかってきたのも事実です。つまり、原因ははっきりわからないけれどある程度治療法はわかっている病気になってきました。本当の原因はわからないけれど（だからこそ）、からだの病気とはまた違った方法、すなわち心理社会学的な介入も取り入れて治療を行っているわけです。

かつて、うつ病（躁うつ病）や統合失調症は内因性精神疾患と呼ばれました。内因性とは、今はまだ突き止められていないけれど、体の内部（細胞やＤＮＡを含めて）の何らかの異常によって引き起こされている病気といった概念です。

うつ病でいえば、セロトニンとかノルアドレナリンとかドーパミンとかいう脳の中で情報の受け渡しをしている化学物質の働きに変化が生じてうつ病の症状が起こっているというもので、こうした病気のメカニズムがわかってくるとそれに対する対処法、すなわち治療法が進んでいく可能性が高まるといえるでしょう。事実、次々と新しい薬が登場しました。

生物学的アプローチ、つまりある程度、実体が把握できているところでは薬は強力な武器になりえます。実体とは、必ずしも病気の原因ということではなくて、何らかの原因によって引き起こされた次の段階の変化かもしれません。

うつ病でいわれる、セロトニンやノルアドレナリンの働きの異常は原因というよりも結果あるいは途中経過を見ているといえるでしょう。何かもっと予想もつかないようなものがこのような変化を起こしているといえそうです。しかし、原因ではないにせよ、実体の変化（病態）を正常な状態に戻すような方法（抗うつ薬）を用いるならば病気の症状は改善する可能性は高いといえます。逆にいえばこの想定した実体の変化に乗っかっていない病態のうつ病には抗うつ薬は効きにくいといえるでしょう。

つまりは、**同じ「うつ病」という病名でも、セロトニンやノルアドレナリンといった脳内の化学物質の働きが弱っている「うつ病」もあれば、別のメカニズムの「うつ病」もある**といえそうです。両者は似て非なるものといえるかもしれませんが、実は複雑に絡み合っているともいえるのです。

簡単にいえば、「薬の効果があるうつ病」イコール「セロトニンとかノルアドレナリンのバランスが崩れたうつ病」イコール「生物学的なうつ病」といえます。

こうしたうつ病が典型的なうつ病と呼ばれるものであり、われわれ精神科医が長年慣れ親しんできた本来のうつ病でした。そこには、休養と薬物療法という治療の原則がありました。

最近でも、もちろんこのタイプのうつ病で受診する方は少なくありません。

ところが、**新型うつ病などとよばれるものは、若い人を中心に「怠け」や「サボり」などといったどこか非難めいた論調が多い**ようです。

しかし、果たしてほんとうにそうなのでしょうか。そもそも「新型うつ病」という名称はマスコミの造語で、精神医学的に正式に定義された内容はありません。

最近目立つ、うつ病の特徴は次の二つです。

1　入院するほど重症ではないけれど、なかなかすっきり良くならない

働く人のうつ病でいえば、休職して自宅で休んで薬を飲んで静養していても、職場に戻るのが容易ではない、そして、いざ復職しても遠からず再発しやすいということです。

2　うつ病になる人には、それなりの理由《わけ》がある

「理由」というと漠然としていますが、生活スタイルや考え方の偏りのことです。

うつ病になるきっかけはいろいろあるでしょう。

親しい人を失ったり、毎日忙しくて満足に睡眠もとれず体調を崩したり、上司にネチネチ嫌味を言われたり……と数え上げたらキリがなさそうです。

でも、ちょっと考えてみてください。


今の世の中、誰しもストレスを抱えて生きていますよね。

けれど、皆がうつ病になるわけではありません。

いくら忙しくても颯爽《さっそう》と生きている人はたくさんいます。

そんな人は、恵まれている？ 体力がある？ 頭がいい？ 運がいい？

自分は気が弱いから？ 根性がないから？ 人とは違うから？


こんなふうに、人を羨んだり、自分をみじめに思うのはもうやめましょう。

時間のムダというものです。

理由がはっきりしている場合は、その状況にさっさと見切りをつけることもひとつの選択肢ではあります。

ただし現実として難しい場合もあるでしょうし、大きな不利益になることもあります。この場合もせっかくですから将来の糧になる方法を選びましょう。

うつ病のどん底にいるときは、いくら明るく考えようとしたって、他人のいいところを見つけようとしたって、生きていることに感謝しようとしたって、考え方を変えてみろとか、早寝早起きといわれたって、とうてい無理な話です。

脳のパワーが弱まっている時に無理は禁物です。うつ病という異常事態が頭の中が起きているのですから、思考力も判断力も記憶力も健康なときのあなたとは違います。こんなとき、うつ病の症状に立ち向かおうとするのは、むしろ危険なことです。圧倒されないように静かに嵐が収まるのを待ちましょう。繰り返しになりますが、「あたま」と「からだ」を休めて必要な薬の助けを借りるべきなのです。それが正攻法というものです。

嵐が収まり、少しずつ気持ちが落ち着いてきて、体も動かせるようになってきたら、うつ病は回復期に入ってきたのかもしれません。このあたりの判断は主治医の先生にしてもらいましょう。

うつ病の治療の第一目標は寛解《かんかい》です。寛解とは、その人が健康なときのレベル、つまり仕事や家事がふつうにこなせていたレベルにまで到達することです。

しかし、勝負はこれから先なのです。

寛解状態に回復すること自体そう簡単ではありませんが、到達したにしても、治癒とか完治とか呼ばないのは、再発のリスクをまだはらんでいるからです。

働いている人ならば、職場に戻る、つまり復職することが目標ですね。

でも、もっと重要なのは、再発して再び職場を休むようなことができるだけないようにすることです。

どうしてでしょう。

うつ病は、再発すると三度目、四度目とますます繰り返す頻度が高まり、職場や社会に適応する力が弱まってしまうからです。

これを避けるためには、回復期の過ごし方がたいへん重要になります。パワーが弱まって安静に過ごすしかなかったどん底状態から回復期に至ったならば、別の方向へ治療方針をシフトしていく必要があります。再発のリスクを減らす努力をしなければ、同じことの繰り返しになりかねません。

つまり、**安静や薬による治療を超えて、こころのあり方を整えていく必要がある**のです。働いている方であれば、うつで休職に至った過程を振り返り、どういう状況になると自分は危ないのか、どんな症状から始まったのか、職場や家庭で自分の苦手と感じるものは何なのか、自分の気持ちを相手に伝えるにはどうしたらよいのか、行動に踏み出せないのはどうしてなのか……など、自己分析をした上で、今後に向けてどのように軌道修正していけばよいのか考えてみる必要があります。

でも、性格を変えるなどと大袈裟《おおげさ》に考える必要はありません。

性格とか人格とかパーソナリティとかキャラとか、それぞれ難しい定義はさておいて、「彼（彼女）ってどんな人？」という場合、どんな行動パターンかで判断することが多いですよね。この人はこういうときにはだいたいこんなレスポンス（反応）があるだろうな、というような想定ができますよね。そして、その行動や発言には、必ずその手前にある意志や感情（気分）が影響しています。ですから、その人の行動や発言を通して、その人の今の心理状態を推し量ったりすることができるのです。

でも、この「感情→行動」という順番が逆の場合もあるかもしれません。例えば誰かと仲良くなりたくて一緒にピクニックに行くとか、ラーメンを食べたとか、テニスやボーリングに誘ったという場合は、行動した結果、相手の感情が変化することを期待しているわけです。

つまり、**行動を変えようと思うならば、その手前にある意志や感情を変えればよい**のです。行動が変われば、その影響を受けて意志や感情もさらに変化します。この相互作用がずっと続いていけば、今の考え方を少し軌道修正するだけで、将来が大きく変化する可能性もあります。

うつ病再発防止のひとつの鍵《かぎ》がここにあります。

自分の感情の世界を分析して整理すると、ほんとうは何をしたいのか、客観的に眺《なが》めることができるようになります。この本は、そのためのヒントをまとめました。ちょっと厳しいことも書いてありますが、「良薬は口に苦し」と思って読んでみていただければと思います。そして、読み終わったら、なにかひとつでいいので、自分の感情を変える努力をしてみてください。

うつ病にかかった人に対するこのような治療のレシピは、うつ病に限らず、現在、**日常生活を送る上でなんとなく生きづらさを感じている人にとっても役に立つものであると思います。**

うつ病は予防が大切です。

この本は、うつ病にかかった人にその後の人生をステップアップしていただくことを念頭に置いた内容であると同時に、うつ病をはじめメンタルヘルスの問題を未然に防ぐためのヒントでもあるのです。なぜならば、「ふつう」と「メンタルヘルス不調」は、別々のものではなくて地続きだからです。**あなたも私も心身の調子を崩す可能性がいくらでもある**ということです。

そして、不調を感じたときは、うつという病名にこだわるよりも、現実の社会に適応していくために具体的にどうするかが重要です。

もちろん、有効な薬を主治医の指示の下、きちんと飲むことは大切です。薬は直接、考え方を修正したり行動を変えたりしませんが、気持ちにゆとりを持たせてくれて、考え方の視野を拡げる助けになるでしょう。

うつ病でしばらく職場を休んでしまった、どうしよう、と考えるより、自分や家族のことを振り返るいい機会を与えてもらった、とあとから思えたらいいですよね。

ユニバーサル・デザインという用語があります。

障がい者や高齢者に優しい暮らしは、誰にとっても優しいという発想です。

理想は誰もうつ病にならない社会かもしれませんが、それがむずかしいのならば、せめてうつ病になった人が復帰しやすく、再発しにくい社会を実現させたいですね。そして、そういう社会はおそらく誰にとっても住みやすいはずです。

ほんの小さなきっかけで考え方は変えられるし、行動も変わります。

みんなが少しずつ変われば社会も変わります。

この本が、その小さなきっかけのひとつになればと願って、私たちは本を書くという考えを行動に移しました。

うつ病という診断を受けた方にも、職場や家庭でストレスを感じている方にも、何となく生きづらさを感じている方にも、もっと成功したいと願っている方にも、なにかしらお役に立てるのではないかと思っています。

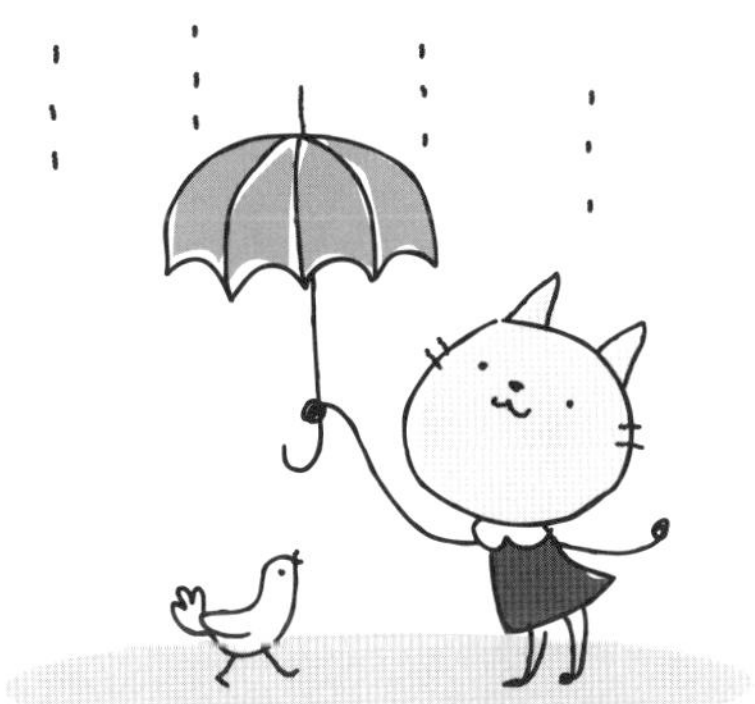

コラム❷
「ブレイク」について

「ブレイクしたい。」

「ビッグになりたい。」

誰しもが、一度は夢見ることだと思います。

もちろん、私も考えます。

しかし、このことに関してどうしても知っておいて欲しいことがひとつあるのです。

それは
「突然のブレイクはない。」

ということです。

私達は、スポーツ選手や芸人、起業家などが、ある日突然テレビなどに登場すると、あたかもその人が、急にビッグになったと感じます。

しかし、そういった人達は必ず、世間から注目を浴びるその前に、プライベートを含め周囲の人からは、すでに絶賛されていたのです。

ブレイクした際には、彼/彼女らの周囲の多くの人達はその人のことを
「あの人は、いつかやると思っていた。」

と必ず言うのです。

このことを知らないと、私達は大変な勘違いをしてしまう可能性があります。

・上京したら、突然街の中で「モデルになりませんか?」とスカウトされた。
⬇モデルとして成功できるような人は、地元では相当評判な人物のはずです。
・退職して、ベンチャー企業で成功したい。
⬇起業して成功する人は、間違いなく、すでに社内や、取引先からその仕事ぶりを賞賛されているのです。


「そんなことはわかっている。」

こう思われる人がいるかもしれません。

けれど、では「どうしたらいいのか?」という質問に答えられる人は少ないのではないでしょうか。

どうしたらいいのでしょうか。

それは、理屈としては単純なことです。

現在の、そう、まさに今あなたが置かれている環境においての「ブレイク」を目指せばいいのです。

「こんな小さな会社では実力を出せない。」

「こんな仕事をしていても意味がない。」

「こんな少ない観客の前でプレイしてもやる気が出ない。」

こういった言い訳をしているようでは駄目なのです。小さな仕事をきちんとできない人が、大きな仕事をこなせるはずがありません。

少数の観客すら感動させられないパフォーマーが、大舞台で多くの観客を感動させることなどできないのです。

やはり何事も、まずは自分の置かれた今の状況において全力を尽くし、結果を残す。これしか方法はないのです。

そして、やはり最後は「人の後押し」だと思います。

「あいつにそんなことをさせていてはもったいない。」

「あいつにこんな小さな舞台はそぐわない。」

いかに、こういったことを多くの人から引き出すことができるか、発言してもらえるか。

これこそが、あなたをブレイクにつなげる、最も大切なことだといえるのです。

（山下悠毅）

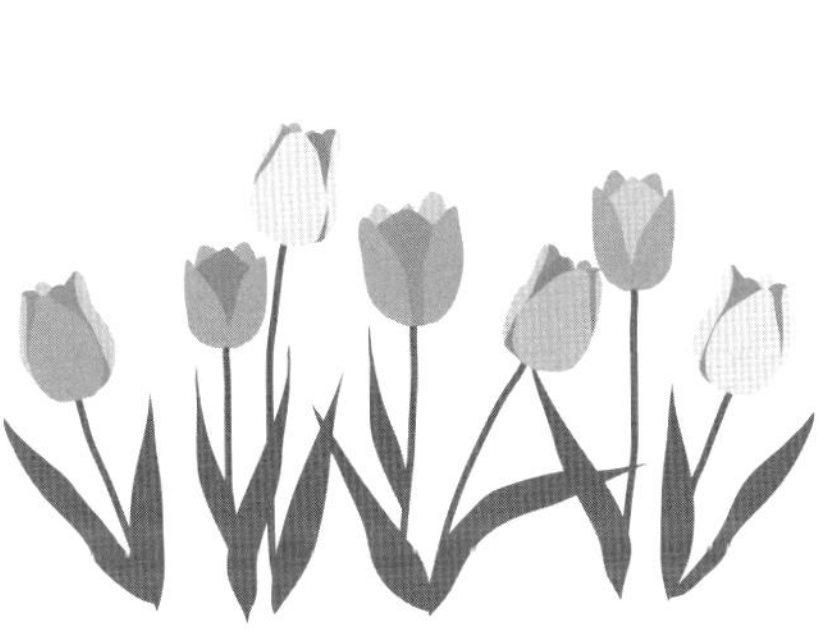

今の自分を変えるとか変えないとか

うつ病の話からちょっとずれますが、お酒がやめられない病気に「アルコール依存症」というのがあります。「依存症」と呼ばれるものはたくさんあって、最近ではケータイ依存だとかゲーム依存だとか次々に新種が生み出されていて、インターネット依存に関する国際会議まで開催されています。それほど、事態は深刻だということでしょう。自分で止められれば苦労はないわけで、依存症と呼ぶこともないのです。

アルコール依存症は依存症の元祖的な存在だけに、治療法にも歴史があります。一九三〇年代にアメリカで始まったＡＡ（アルコホーリックス・アノニマスの略、匿名断酒会）をご存じでしょうか。

ビルとボブという二人のアルコール依存症者は互いの無力を認め、次に会うまでは飲まないでいようと励まし合い、そのやりとりを繰り返すことで断酒を継続することに成功しました。この手法が広がり、運動となって地域に根付き、やがてＡＡという組織として全世界に拡大していきました。現在では世界九〇か国に一〇〇万人以上のＡＡメンバーがいるといわれています。

ＡＡの手法は依存症治療の原点といわれ、その後、認知行動療法や動機づけ面接法などを取り入れながら、さまざまな依存症に対する治療法として進化しています。

治療プログラムの原則は、匿名で参加できる仲間とのミーティングです。

その治療の場で、バイブルとして世界中で使われている本があります。「ビッグブック」と呼ばれている本です。この本には、回復のための「12のステップ」というものが書かれていて、日々これを実践することで、ありのままの自分を受け入れ、自己成長を続けられるのです。

（ビッグブックは『アルコホーリクス・アノニマス―無名のアルコホーリクスたち』AA Japan General Service. ほかに『回復の「ステップ」』ジョー・マキュー著、依存症からの回復研究会、『ビッグブックのスポンサーシップ』ジョー・マキュー著、依存症からの回復研究会、などのテキストがある。）

このビッグブックは一九三九年の初版以来、今日に至るまで脈々とその基本理念が受け継がれています。回復のためのステップはアルコール依存症に苦しむ人々のみならずあらゆる依存症者、さらには、現状を打破し新しい可能性を模索する意志のある人々すべてに対して、人生を生きる上で基本的かつ確固たる指針を提供しています。

ミーティングの最後などに唱えられることが多い「平安の祈り」（ニーバーの祈り）は次のような内容です。

神様、私にお与えください。
自分に変えられないものを受け入れる落ち着きを！
変えられるものは、変えてゆく勇気を！
そして二つのものを見わける賢さを！

（「マック・プログラム」テキストブックより）

冷静に物事を見つめる目、成長のために一歩踏み出す勇気、自分のちからではどうしようもないものに対しては受け入れる寛大さなど、依存症でなくても覚えておきたい大切な内容です。

とくに大事なのは最後の「変えられるもの」と「変えられないもの」とを区別する智恵でしょう。これはたんに無駄な努力を避けるための戒めではありません。まずは「変えられるもの」から変えていくことによって、かつては「変えられないもの」だったものが「変えられるもの」に変わっていくチャンスがあるという意味なのです。もちろん変化はすぐに訪れるものではありません。停滞や後退があって当たり前ですが、ひとつを変えることによってドミノ倒しのように弾みがついてくることもあるのです。

同様な内容に、解決志向アプローチという心理療法の中心哲学として、「人生を幸せに生きるための三つのルール」があります。

1　もしうまくいっているのなら、変えようとするな
2　もし一度やって、うまくいったなら、またそれをせよ
3　もしうまくいっていないのであれば、（何でもいいから）違うことをせよ

（『解決志向ブリーフセラピー』森俊夫・黒沢幸子、ほんの森出版）

逆に言えば、何か問題があるときは、この三つのルールのどれかに反しているというわけです。例えば、

うまくいっていることに気づかずあえて変えてしまった。
うまくいっているのに同じやり方を継続できない。

うまくいっていないのにいつもワンパターン。

変えようと思っているのに面倒に思って先延ばし。

具体的なやり方がわからない。

わかっていても実践できない。……などです。


忙しい毎日、仕事や人間関係でクタクタになったときに、ふと自分が今やっていることの価値や意味を考え直したりすることがあるかもしれません。

転職したい、独立したい、起業したい、都会の喧噪《けんそう》を離れ田舎暮らしをしたい、故郷に帰りたい、海外に移住したい……いろいろな願いがあるでしょう。もっといえば、生まれてこのかた、学校選び、就職、恋愛、結婚、買い物、見たい映画、行きたいレストランと、**人生は選択・決断・実行の連続**だったはずです。そして決断とは他のものを切り捨てるということですから、そこには当然リスクが伴います。


現状を考えてみましょう。

仕事や会社や上司や顧客や給料や夫や妻や隣近所に不満があっても、簡単にその役割から抜けて別のレールに移らないのは、その人なりの理由があるからです。

嫌いなことは一刻も早くやめて、好きなことに時間を使おうという人もいますが、まずは、生活していかなければなりませんから、そう簡単にはいきません。

そもそも今の仕事がイヤだからという理由だけでとっとと辞めて他に移ることで本質的な解決になるのでしょうか。

決断が早い人もいれば、ああだこうだと考えすぎて結論が出ないまま日々を送っている人もいます。漠然とではあっても、皆、ちゃんとメリットとデメリットを考えているのです。目に見えるもの、見えないものを含めて、インセンティブ（あるいはリスク）を考えているからです。

いろいろ悩むことは悪いことではありません。でも、いつまでも同じことで悩み続けることは、精神衛生上、好ましくありません。

どうせ悩むのなら、悩み方を学ぶことも必要です。

必要な情報を知らないばかりに、あるいは、勘違いに気づかないばかりに、いつまでも堂々巡りをしていることもあるからです。

解決のコツは、大きな問題をなるべく小さく分解して具体的に悩む（対策を立てる）ことです。要は、漠然と悩まないことです。自分で解決策が立てられるレベルにまで問題を落とし込むのです。

問題を分解したら、次に**ブレインストーミング**をしてみましょう。

ブレインストーミングのコツは質より量です。具体的な解決可能策を思いつくかぎり並べてみる。くだらない案でも、実現可能性が低い案でも、とりあえず書き出してみます。自分でも意外な案が出てくる可能性だってあります。その中からやりやすいものを取り上げて行動してみるのもいいですし、問題の重要度によって**優先順位をつけて、簡単なものから始めてみる**のもいいでしょう。意外と「案ずるより産むが易し」かもしれませんよ。

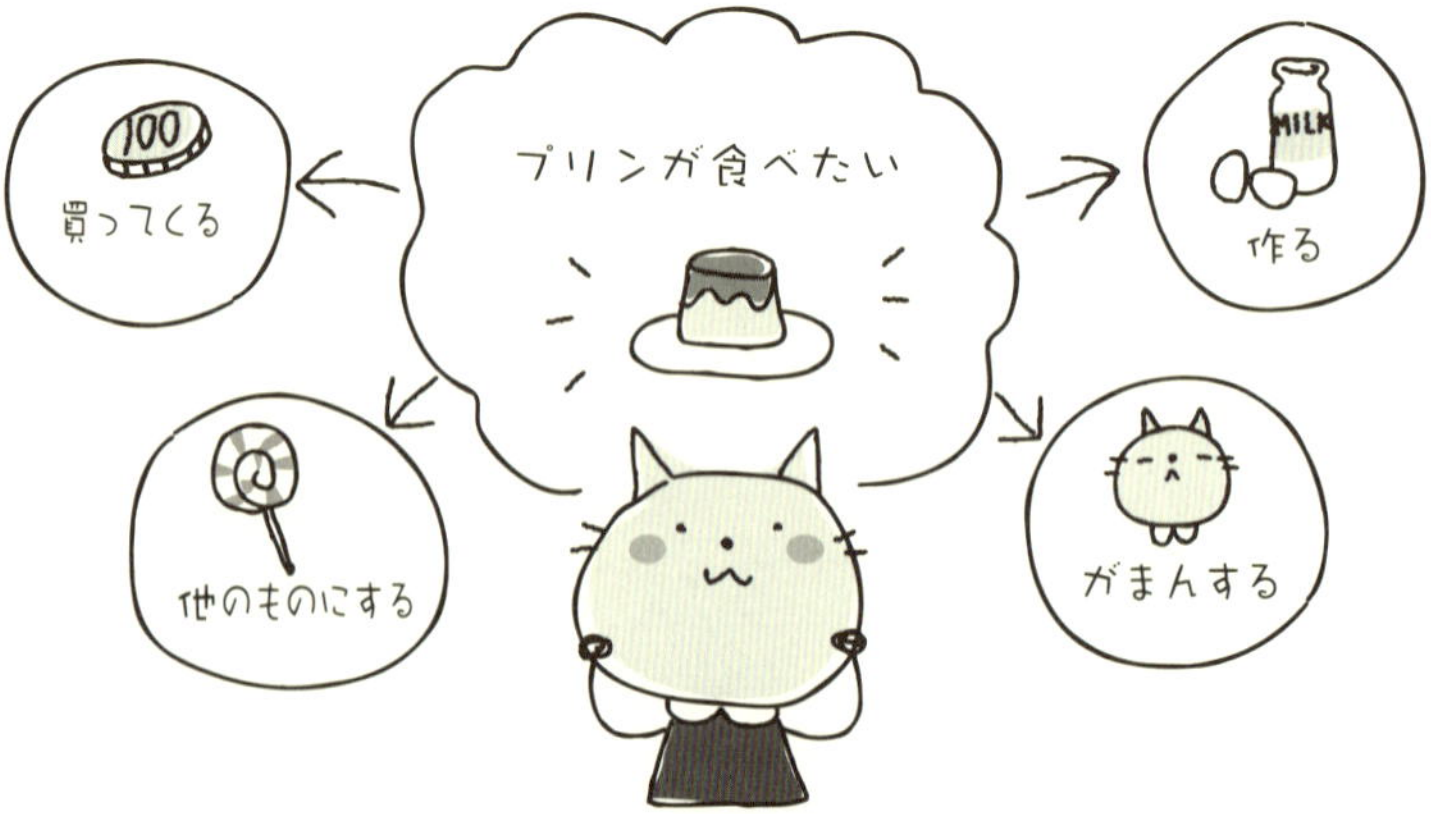

プリンが食べたい
100
買ってくる
MILK
作る
他のものにする
がまんする

コラム❸
「コンプレックス」をなくすには

「学歴コンプレックスに悩んでいます。」

これも、私がよく受ける相談です。

学歴以外でも会社名だったり、これがスポーツ選手であれば「実績」であったりする場合もあります。こういった悩みを乗り越えるにはどうしたらよいでしょう。根本的に解決できればそれにこしたことはないのでしょう。しかし、それができないがゆえに、当の本人は悩んでしまいます。こういった悩みは、程度の差こそあれ、誰にでもありうるものでしょう。

今回はこのことについて考えてみます。

そもそも人は

「自分が他人を見ているように、他人は自分を見ているはずだ。」

と考えます。

例えば、

- 窃盗の常習犯は、常に自分の財産が誰かに盗まれないかを過度に怖れます。
- 浮気癖のある男性は、彼女が電話に出なければ、すぐさま浮気の不安が頭をよぎるのです。

どちらもその理由はシンプルで、自分がそういったことをよくする人間だからです。

ついつい人は、他人の考えやその行動を自分の心理に照らし合わせて想像してしまうのです。

では、冒頭の「学歴（実績）コンプレックス」の人はどうなのでしょうか。

これも先の例とあまり変わりません。

本人が意識していない場合もあるのですが、学歴（実績）コンプレックスを抱えている人というのは、逆に自分より低い学歴（実績）の人を、多かれ少なかれ見下しているのです。その結果、自分より学歴（実績）がある人から、自分は下に見られているのではないかと考え、不安になっているのです。

そうであるならば、まずはそういった自身の見方（偏見）を修正すればよいということです。

人と相対した時に、自分が偏見を持っている学歴（実績）などといった枠組みにとらわれず、純粋に相手の長所や尊敬できる点を見るように心がければ、それだけですいぶんと気持ちは楽になれるのです。学歴（実績）が高い人に対しては、その部分をありのままに認めればよいのです。

他人の劣る点を見下す気持ちが、巡り巡って自分自身の悩みを生み出してしまうのです。

（山下悠毅）

人間の欲求はどこから生まれる？

アメリカの心理学者であるアブラハム・マズローは、人間の欲求を5段階のピラミッド型に描くことで「欲求段階説」を唱えました（図）。

有名な図ですから、ご存知の方もいらっしゃるのではないかと思います。

いちばん下の「**生理的欲求**」とは、生命維持のための食事や睡眠などの欲求、つまり生存の欲求です。そのひとつ上の「**安全・安定欲求**」とは、身体的、経済的な安全性・安定性に関する欲求です。ここまでは、物質的に生きるための最低限度の条件が整っている、つまり、雨風や暑さ寒さをしのげて自分の身を守る場所があって、食事も確保できるといった衣食住に関係するところが満たされているかどうかということです。

これより上の段階は、精神的欲求といわれるものです。物質的欲求が満たされていなければ、なかなか精神的欲求が生まれる余裕はありません。

「**愛情・所属の欲求**」とは、集団・組織・社会の中で、自分の存在価値を認めたいという欲求です。例えば、職場であれば自分もその一員であり、役割を担っていたいという欲求、そして好きな人に愛されたいといった欲求です（関係性の欲求）。ネット上のお友達でも所属の欲求は満たされるといえましょう。

さて、もうひとつ上の段階では、そうした集団の中で価値ある自分として承認されたい、あるいは尊敬されたいという欲求があります（「**尊敬・承認欲求**」）。

「承認欲求」の「**承認**」**とは、人から認められたいという承認と、自分で自分を承認するという二種類**があります。

人から認められたいというのは、地位だとか名声だとか学歴だとか手柄だとか、テレビに出たとか新聞に載ったとか、有名人と知り合いだとか、ブランド品をたくさん持っているとか、高級車を乗り回して女の子にはモテ放題だとか、

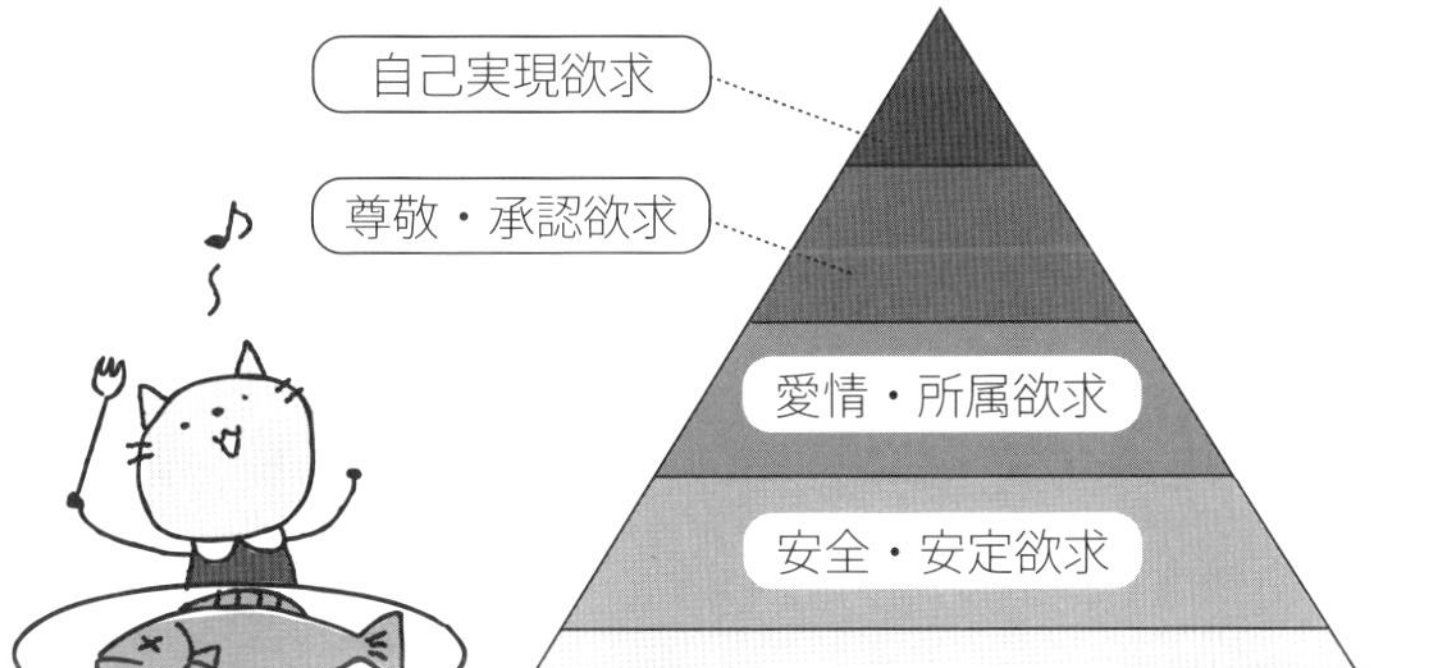

ブログを書いたら「いいね！」のクリックが多かったなどなど、「どうだ、俺はこんなに偉いんだぞ、すごいんだぞ」というアピールをして注目を浴びることで自己愛を満たそうとするもので、こういうタイプの人ってよくいますよね。

人から「すごいですね。どうしたらそうなれるのですか？」などと言われ賞賛や尊敬されることがいちばん嬉しいのですから、見えすいていても、ふつう、仲間・部下・家族などは話を合わせてくれるでしょう。

もうひとつの「自分で自分を認める」ということは、これに比べるとどっしりしたものです。どんな自分でもそれを受け入れられる自信や自立心をもっているということです。特に他人にアピールする必要はありませんが、が、自然に周囲からの承認も得られます。この、どんな自分でも受け入れられるというのは、勝っても負けても、成功しても失敗しても、受け入れてくれた誰かがいる（いた）ことが大きく影響するといえます。誰でも最初から自分のやっていることに自信をもてる人などいないからです。

そして、ピラミッドの頂点に立つ「**自己実現欲求**」とは、自分の能力を十分に発揮して社会に貢献し、自分の可能性を最大限に発揮して夢をかなえたいという欲求です。足りないところを補うというのではなく、本当の意味での成長といってよいでしょう。

このピラミッドは、必ずしもひとつの階層すべてが満たされなければ上の階層に行けないといったものではありませんし、文化的な背景なども関係するでしょう。また、マズローは自己実現の欲求のさらに上に自己超越の欲求なる、ちょっとスピリチュアルなものをあとから設定しました。

このなかで、現代の若い人を中心に自分の存在を確認する手立てとして求めるのは、他人からの強い承認欲求だといわれます。

誰から認めてもらいたいのでしょう？

仲間、恋人、家族、職場の上司や同僚、ネット上の誰か……。

他人から承認されるかどうかは、いくら自分が頑張ってアピールしたところで、結局は相手まかせです。

承認されたように見えたものが、あとからひっくり返ることはいくらでもあります。

相手次第ということは、とても不安定です。

だから、いつも周りに注意を払っていなければならなくて、疲れてしまいますね。

他人からの承認はお手軽に自尊心を満たしてくれますが、あまり頼りすぎてしまうと、思うように承認が得られなくなったときにつらくなってしまいます。その結果、それまで必死に格闘していた現実あるいは仮想の集団に背を向けるようになります。

これ以上傷つけられないように自分を守るにはそれがいちばんだからです。

集団からの撤収、ひきこもる、人に会いたくない……でもやはり他人のことが気になる……。

こういった非社会的な傾向を**成熟困難な状況**と呼んだりする人もいます。

現代のわが国では、物質的欲求は大多数の人が満たされた状態であると思われますが、精神的欲求のレベルでは、マズローの主張するような階段状の進み方をしていないのが実情なのではないでしょうか。

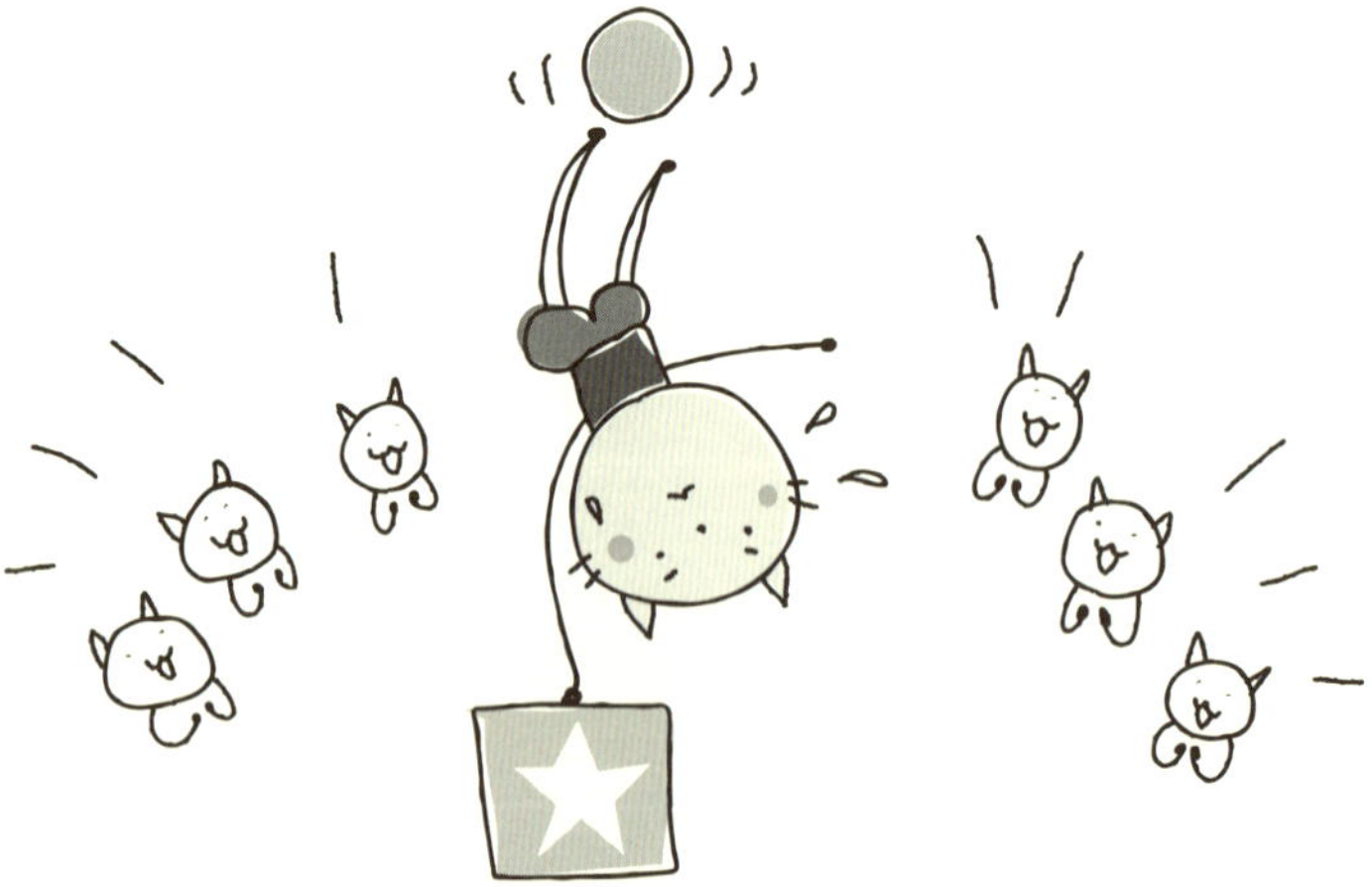

物質的欲求がほぼ満たされている今日、私たちに突きつけられているのは、生存の不安ではなく、**実存の不安**なのです。物質的に満たされているからこそ、自分の存在価値を精神的なレベルに求めてしまうのですが、それは簡単なことではありません。その結果、社会的なストレスはますます高まってしまいます。

そう、現代の不安の原因のトップは「ストレス」なのです。

今、あなたにとっての「ストレス」は何でしょうか？

それでは、誌上ライブセッションⅠ「職場ストレスの正体」をお届けします。

読者の皆さんもその場に参加しているつもりで、考えて、書いて、頭の中を整理してみてくださいね。

ライブセッションⅠ

職場ストレスの正体

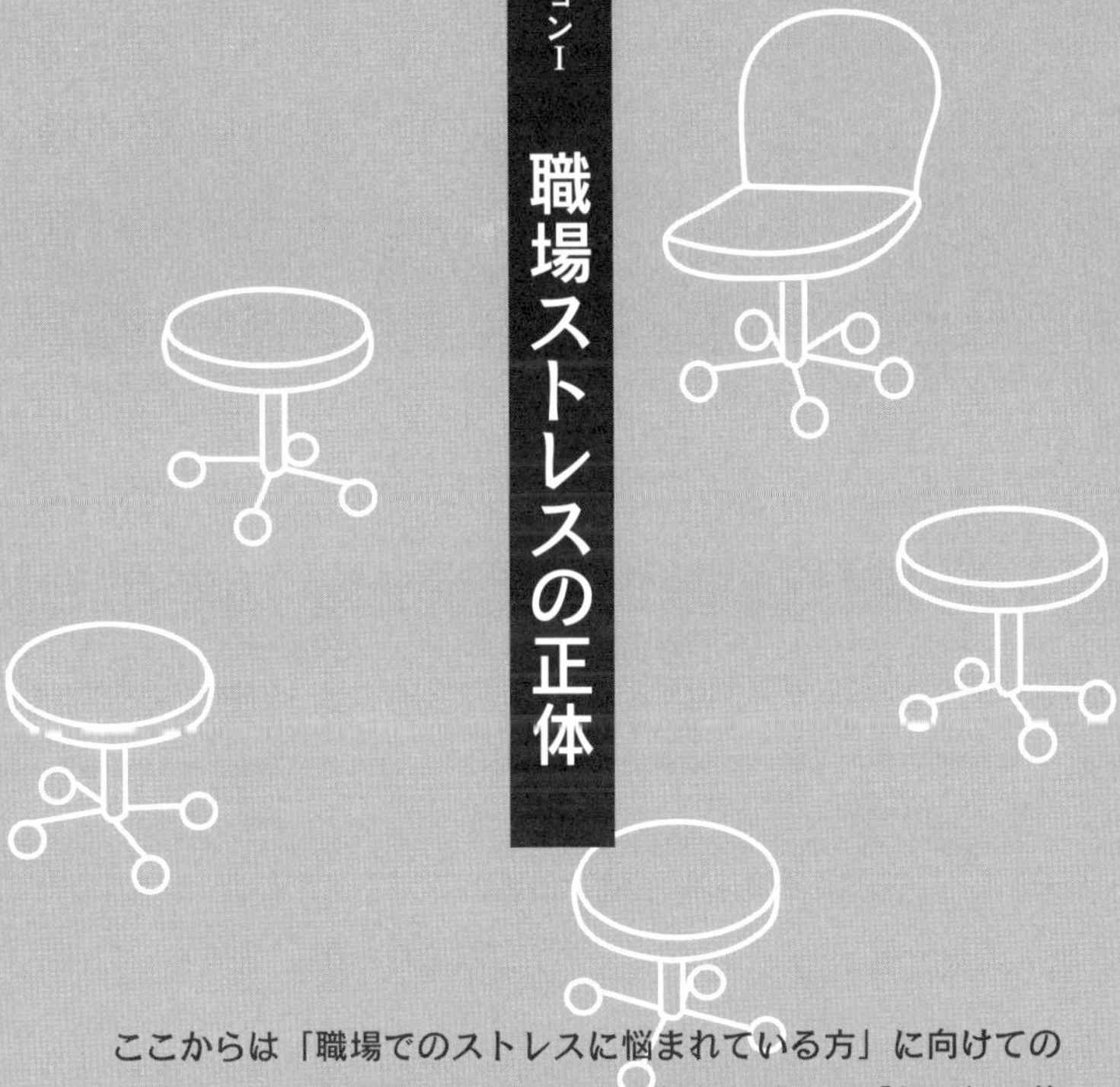

ここからは「職場でのストレスに悩まれている方」に向けてのセミナーです。私たちのクリニックで行われている「うつ」で休職している方に向けたリワークセミナーをできるだけ忠実に再現してみました。あなたと同じように、苦しみ悩まれている方たちの存在を感じながら読んでみてください。

このセミナーは二部構成となっています。ライブセッションⅠでは、心理学的アプローチから「職場ストレスの正体」について考えてみましょう。ライブセッションⅡでは、経済学的アプローチから「あなたの給料はなぜ安いのか？」について考えます。セミナーはどちらから読まれても大丈夫です。職場での人間関係で悩んでいる方はⅠから、また給与問題で悩まれている方はⅡから読み進めてみてください。

第1回

仕事における「ストレスの原因」とは?

こんにちは。これからセッションを始めていきたいと思います。今日のテーマは「ストレスについて」です。みなさんが日頃、仕事をしていく中で、どうしたらストレスを減らしていけるのか、このことについて一緒に考えていきましょう。

では、まず初めに一つ質問をさせてください。

問

皆さんの職場での「ストレスの原因」は、なんだったのでしょうか。思いつくままに、いくつでも、紙に書きだしてみてください。（制限時間：5分）

いかがでしょうか。

・上司がまったく自分の話を聞き入れてくれない。
・なぜその仕事をするのか、上司はその理由を説明してくれたことがない。

・うちの企業は経営を親族がやっていて、他の社員の意見が採用されない。
・いざ働いてみたら、入社前の契約内容とまったく違っていた。
・足を引っ張る先輩がいて、成果を出せば出すほど対応が悪くなる。
・雑用ばかりさせられている。

悩みは人それぞれだと思います。しかし、すべての方にとって実は今皆さんが書かれたことは「ストレスの原因」としては、正しくありません。まあ、こう言い切ると

「いやいや、私の場合は本当に許せない上司がいて……」

「私は雑用ばかりやらされ、その上残業代もつかず……」

こういった声が聞こえてきそうですが、それを踏まえても皆さんはある「勘違い」をされているのです。いいですか。今からとても大切な話をします。それは、すべての人にとって「嫌な仕事」というものはつまり、あなたにとって「嫌な上司」というものも存在しないのです。存在しませんし、すべての人にとって「嫌な仕事」や「嫌いな上司」というのは、あくまでも「あなたにとって」ということなのです。

「いえ、私の上司はみんなから嫌われていて……」

こう思う方がいるかもしれません。しかし、本当にそうでしょうか。

もし、その人が会社の全員から嫌われていたならば、その方こそその職場で最もストレスを感じて仕事が続かないのではないでしょうか。

では、何が問題なのか？　という話になりますよね。

もちろん「あなたに問題がある」などと言いたいのではありません。

しかし、何かが違うのです。それも上司や仕事以外で。

どうですか。皆さんの中で、何か思いつかれた方はいらっしゃるでしょうか。

……ちょっと質問がわかりにくかったかもしれません。

では、答えを言います。

それは「人間関係」です。

「上司とあなた」や「部下とあなた」。

あくまでも問題なのはこの両者における関係性なのです。

まあ、こうお話ししてもすぐにはピンとこないかと思いますので、例を挙げてみたいと思います。

今、ここに、これからあなたが運転する車が二台あるとしましょう。

一台は軽自動車で、もう一台は大型の高級外車です。軽自動車は取り回しがよく駐車もしやすく、また燃費も良好です。一方、高級外車は車内が広く音も静かです。当然、長距離運転をしても疲れません。

ではここで、あなたと、この二台の車との関係性を考えてみましょう。

もし、あなたが運転は苦手で、しかも近所の狭い道を頻繁に通らなければならないとしたらどうでしょうか。

軽自動車に乗った際には何も問題はありませんが、高級外車に乗ったなら、ものすごいストレスになるわけです。小回りはきかないし、ぶつけたら修理代は高そうだし、対向車が来るたびにひやひやして、それはもう大変です。

しかし仮に、あなたの体重が一〇〇キロで、同じような体型の友人と長距離ドライブに出かけるとしたらどうでしょうか。

今度は高級外車であれば快適なドライブを楽しめますが、軽自動車では窮屈この上ないわけです。

どうでしょうか。何となく、この「関係性」についてのイメージが湧いてきたでしょうか。

もしあなたがペーパードライバーならば、高級外車はものすごく「精神的ストレス」の溜まる車ですし、もしあなたが体重一〇〇キロの人であったならば、軽自動車はものすごく「肉体的ストレス」が溜まる車になるわけです。

つまり、すべての人にストレスが溜まる車はないですし、また、すべての人にストレスが溜まらない車もないのです。

あくまで「今のあなた」と「その車」との関係性が問題なのです。

いいですか。あくまでも悪いのは（ストレスがかかる原因は）、お互いの関係性であって、あなたの人間性でも、人格でもなく、もちろん軽自動車でも高級外車でもないわけです。

では、どうしたらよいのでしょうか。

そうです。関係性を変えれば解決するわけです。

もし、あなたがペーパードライバーで、高級外車を運転しなければならない状況であるならば、教習所で運転技術を教わることによって、あなたと高級外車の関係性は変わってくるでしょう。

逆にあなたが太っていたならば、痩せることであなたと軽自動車の関係性は変わってくるのです。これが「問題は関係性にある」という話です。

では、これを「あなたの職場」に置き換えて考えてみましょう。

いいですか。先ほどあげた車の例と同様です。

すべての人に「合う」職場も、またすべての人に「合わない」職場もないのです。


すみません。ちょっといいですか。先生の言いたいことは、何となくですがわかります。ただ私の職場は、特段イヤな人がいるとかではなく、純粋に仕事の量が莫大で、それが辛かったんです。

（Aさん　38歳男性　SE業）

私もいいでしょうか。私も誰がイヤというのではなく正社員から派遣社員に振ってくる仕事が本当にただの雑用というか単純作業で、それでこたえてしまいました。

（Bさん　29歳女性　派遣事務）

なるほど、お二人のおっしゃりたいことはよくわかりました。つまり、あくまでも辛かったのは「人間関係」ではなく「莫大な仕事量」や「単純作業」が原因、と考えているわけですね。では逆に私の方からも質問させてください。

他の皆さんも、ぜひ質問した方の立場をイメージして考えてみてください。

では、もしAさんのケースで周囲のスタッフたちが常にAさんに感謝しねぎらってくれていたならば、どうだったでしょうか。

「Aさんのおかげで本当にうちの部署は助かっている」と常日頃より周りからお礼を言われ、毎年、社内で表彰されていたらどうだったでしょうか。

女子社員からはエースとあだ名をつけられ、バレンタインデーにはいつも一番人気だったらどうだったでしょうか。

まあ、もちろんここまで極端なことはありえない話でしょう。ただ私が思うに、Aさんがこなされた莫大な仕事量を周囲の方から評価されたり感謝されたりしていれば、そう、つまりは「人間関係」がうまく回ってさえいれば、Aさんの精神的なストレスはずいぶんと違ったのではないでしょうか。

今度はBさんのケースです。おっしゃるとおり、単純作業ばかりというのは辛いものです。それは大変な思いをされてこられたのだと思います。

しかし、では考えてみて欲しいのですが、先の東日本大震災の被災地へボランティアとして行く人たちは、現地でどんな作業に就いていると思いますか。

そう、実はボランティア業の多くは「単純作業」なんですね。素人がパッと行って、現場ですぐに任される仕事は社内でいうところの「雑用」にかなり近いわけです。

しかし、それにもかかわらずボランティアの方たちは、わざわざ休日に交通費も自腹をはたいて被災地まで何時間もかけて行くのです。

なぜでしょうか。心が綺麗だからでしょうか。もちろん「困っている人たちを助けたい、力になりたい」……こういった気持ちが、ボランティアの方々の行動を駆り立てているのだと思います。

しかし、それだけではないはずですよね。現地で被災者の人々からたくさんの「感謝」を受け、結果、「自分を誇らしく思える」「より自分を好きになれる」。

このように感じられるからこそ、ボランティアの方たちは貴重な休みの日に遠方まで足を運べるのです。また、その一方でどんなに人間ができている人でも、自費ではるばる被災地に行ったあげく現地の被災者から「お前たちはオレたちを助けて当然だ」などと心ないことを言われようものなら人間関係は崩れてしまい、誰もが「二度と行くもんか」と思ってしまうのではないでしょうか。

どうでしょう。Aさんの場合もBさんの場合も、やはりキーワードは人間関係ということになるわけです。

周囲からの評価、気遣い、ねぎらい、感謝……こういったものがお互い上手に機能しないと、人は人トレスにやられてしまうのです。

反対に、少し極端ですがたとえどんな仕事であっても、憧れの人や大好きな異性と一緒にできるのなら「タダでもやりたい仕事」になりうるわけです。

でも、全部がそううまくはいきませんよね。やはりどこの職場にも嫌な人というのはいると思います。私はそのような人たちからは、ねぎらいや感謝の言葉などは絶対にもらえないと思います。

（Cさん　42歳男性　新聞社勤務）

そうですね。その気持ちもよくわかります。では少し、私の話をさせてください。

私にも研修医時代、嫌いで仕方のない女性の上司がいました。

その人は私の「指導医」という立場にあったのですがもう本当にイヤでイヤで、毎晩、一日が終わるごとにカレンダーに×印をつけて「あと○○日」と耐えていたのです。

そんな中、私はある日、偶然にも街でその「女医さん」を目にしました。あちらはこちらに気づいていませんでしたが、私の胸中は穏やかではありませんでした。

ただそのとき彼女は、夫らしき背の高い男性と一緒にいて、本当に「いい笑顔」で会話をしていたのです。

その光景を目にしたとき、私は「どんなに自分が嫌いだと思う人にも親友や恋人、家族がいるのだな」と思ったわけです。私にとっては「最悪な上司」も、街で見かけた背の高い男性にとっては「理想の妻」なのかもしれないと。

そう思うと、不思議と希望のようなものが持てましたし、ひょっとすると問題があるのは自分の方なのかもしれない、とも考えられるようになったのです。

まあ、だからといって、結局その上司のことを大好きになれたわけではありませんでしたが、数日後には、気がつくとカレンダーに×印をつけ忘れるようになっていたのです。

Cさんが職場で嫌だと思った方も、親友や恋人がいるかもしれません。結婚していれば奥さんにとっては「やさしい夫」で、お子さんにとっては「大好きなお父さん」かもしれません。

つまり、やはり問題の根本原因は、お互いの関係性といえるのです。

世の中には、「仲の良かった夫婦が夫の母親と同居することになり、それをきっかけに夫婦仲がこじれた」、こんな話はいたるところにあります。

これも決して「二人の人間性が変わった」のではなく、母親との同居をきっかけに「夫婦間の関係性が変わった」だけといえるのです。

では、これらの話をふまえて皆さんはどうすればよいのかという話になります。

職場の配置転換や転職、こういったことであなたの置かれている環境をリセットするのもひとつの方法かもしれません。ただ、現実には難しい場合も少なくないでしょうし、また仮にできたとしても配置先や転職先でもっと悪い人間関係に悩まされる可能性もあるわけです。

であるならば、まずは

「私たちの仕事のストレスの原因は、人と人との関係性である」

このことをよく認識し、どうすればその「関係性をよりよく改善できるのか」についてしっかりと考え、取り組んでいくことが大切になるのです。

ではここで、今日のまとめをしておきましょう。

第1回まとめ

仕事における「ストレスの原因」とは？

●職場におけるストレスの原因のほとんどは「人間関係」である。

●ポイントは「仕事内容」でも「人間」でもなく、あくまでも人と人との「関係性」である。

●例えば、「退屈な書類整理」であったとしても、
ストレス「大」↓　誰からも理解されない。ねぎらってもらえない。手伝ってもらえない。

ストレス「小」↓　感謝される。ほめてもらえる。好きな人とできる。

●意味不明なことを言う「上司」にも、わけのわからない行動をする「部下」にも、親友や家族、恋人だっているかもしれない。

●最悪なあの人も、あくまでも「あなたにとって」で「みんなにとって」ではない。

●現状や他人の気持ちはそう簡単には変えられない。しかし「関係性」は簡単に改善できる可能性がある。

●「ひょっとしたら自分にも何か問題があるのでは……」と考えるだけでもストレスは減少する。

LIVE SESSION・1

問

あなたにとって「ストレス」と感じていた仕事や人物は、あなたとどういった人間関係ができていなかったために生じてしまっていたのでしょうか。具体的に書いてみてください。

問

その関係性を少しでもよりよくするために、あなたはその状況の中でどのような行動を新たに始めればよいと思いますか。

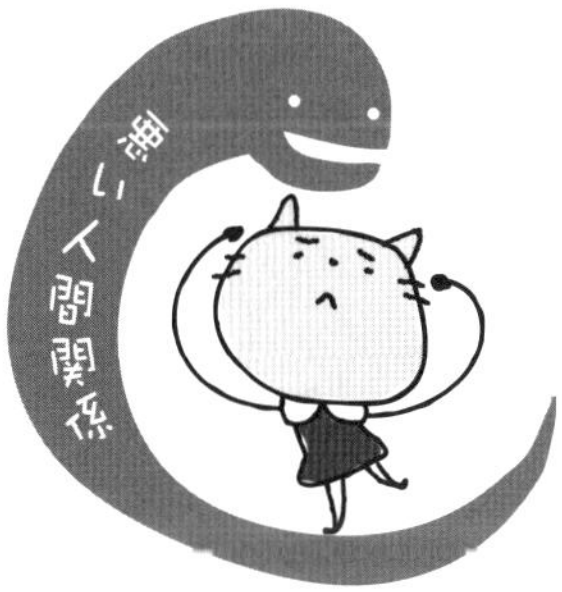

第2回

理解とは、想像力をもって相手の行動の原因を創造すること

前回は「仕事のストレスの原因は人間関係である」という話をしました。

では、具体的にはどのようにして「関係性」を改善していくのか、ということについて話を進めていきたいと思います。

では、また質問から入りたいと思います。

問

いかなる凶悪犯も、逮捕された後に犯した罪の「理由」を問われたならば「誰もが同じ言葉を胸に秘めている」といわれています。では、それはどのような言葉だと思いますか。

（制限時間：2分）

これは、別に凶悪犯に限らず、皆さんだって、何かしでかしてしまった場合に、おそらく同じことを思っているはずです。

遅刻をした。約束を忘れた。誤解して人を傷付けてしまった……。

このような経験は誰にでもあるはずです。こうした場面では、皆さんの頭にはどのような言葉がよぎるでしょうか。

では答えを言います。それは、

「仕方がなかった」

という言葉です。

人は、自分のとったいかなる行動に対しても「仕方がなかった」と必ず心のどこかでは考えてしまうのです。なぜでしょうか。

それは、実は人間の行動とは、生まれもった遺伝子と与えられた環境によってその大部分が決まるからなのです。

つまり本当に「仕方がなかった」ともいえるのです。

例えば、ある「勝ち気」な性格の男の子がいたとします。そして、この子は常に父親から「ケンカで負けるのだけは許さない」といった教育を受けていました。こんな話はよくありますよね。彼は小学生の時から、ケンカで勝つと「よくやった」と父親に褒められ、また反対に負けたと知られた日には「勝つまでは家に入れない」と叱られ、やり返しに行かされていました。そんな彼が中学生になったその日に事件は起きました。入学式の日に突然、上級生に「生意気だ」と言われ、校舎裏へ連れて行かれたのです。「やられてしまう」、彼は、不安と恐怖も相まって、たまたま持っていた傘を振り回しました。すると、偶然にも相手の目に当たり失明させてしまったのです。もしこんな事件が起きたなら皆さんはどう考えるでしょうか?

「中学1年生、入学式で上級生を失明させる。傘が凶器に」

皆さんが新聞でこう書かれた記事を読んだら、それは末恐ろしい中学生だと感じますよね。私だって同じように思うはずです。しかし、先ほど話したような少年の生い立ちや事件の背景を知っていたらどうでしょうか。もちろん彼のしたことは肯定されませんが、ある程度は「仕方がなかったかも」と思うのではないでしょうか。

もし自分がそんな性格に生まれ、そのような父親に育てられ、そしてそんな場面に出くわしたならどうでしょう。

「やってしまったかもしれない」、私ならそう考えます。

であるならば、その当事者は「仕方がなかった」とその何倍も思い込んでしまうのも理解できるのではないでしょうか。

もうひとつ例を挙げてみます。何度も何度も麻薬や覚せい剤で捕まり、刑務所を出たり入ったりしてしまう人っていますよね。

私たちは、そういった人をニュースなどで見ると、つい「またやったのか」とか「どうしようもない奴だな」と感じてしまいます。

でも、もし違法薬物で逮捕された人の生い立ちが、以下のようなものだったらどうでしょうか。

Ｋさんが赤ん坊の頃、父親はアルコールとギャンブルで借金をつくり夜逃げをし、母親は外に男をつくって蒸発してしまったため、Ｋさんは孤児院で育てられました。そこでの養育環境は非常に悪く、職員からのしつけと称された暴力や、年長者からのいじめは日常的に行われていました。ろくに字も読めないまま小学校に入った彼はまったく授業についていけず、学校が嫌いでした。クラスでは「捨て子」とあだ名を付けられ、なにより授業参観日がイヤでイヤで仕方がありませんでした。「宿題をやってこない」と、担任からは毎日叱られ、彼には施設にも学校にも心を許せる人はどこにもいませんでした。ただ、幸い彼はからだが大きくて、体育の授業だけは得意でした。そんな彼が地元の中学校に進むと不良グループから勧誘されたのは必然でした。はじめは怖かったのですが、彼はそこで初めて仲間という存在を知り、生まれて初めて「毎日が楽しい」と思えるようになりました。しかし、そうはいってもそこは不良グループ。悪い事にも手を出します。はじめは嫌だと断っていたシンナーをいつしか断りきれず吸い始め、次第に麻薬、そして20歳の頃には覚せい剤にも手を出すようになっていきました。彼は何度も何度もやめようと必死であがきました。「父親のようにはなりたくない」と酒をやめ、タバコもやめました。しかし、残念ながらどうやっても薬物の依存からは逃れられませんでした。そして23歳の誕生日、とうとう彼は薬物の違法所持で逮捕されました。場所は彼の育った孤児院のすぐ隣の公園で、その時の彼の所持金はわずか53円でした。

どうでしょう。もちろんこの話はフィクションですが、もしこの人が実在したならば皆さんはこの彼のことを「本当にどうしようもない人だな」と思うでしょうか。

なかなかそうは思えませんよね。誰もが彼の生い立ちを知ると「仕方なかったかもしれない」と感じるのではないでしょうか。

しかし、こういったケースに限らず人のすべての行動は「仕方がなかった」ともいえるのです。

なぜなら、その人の「思考力」も「判断力」も、親から授かった遺伝子と、周囲の大人たちが作った環境によるものだからです。

私たちは「何かに失敗してしまった人」に対して「だからあれほど注意したのに」と言ったりしてしまいますが、その注意を理解するのもできるのも、その人の生まれ持った「遺伝子」と「環境」によるともいえるのです。

私たちだって、あれほど「勉強が大事」と言われたのにしてこなかった、などという経験はあるわけです。しかし、もし今そのことについて誰かに何か言われたとしても、「だって、あの時は勉強がそこまで大切だとは理解できなかったのだから仕方がなかった」と考えるわけです。

すべての人にとって「その時とったその行動は、当時の本人としては最適な選択」だったのです。

「銀行強盗」の犯人だって、その時の彼らにとってはそれがベストな選択であり行動だったのです。彼

らは、その状況においては
「今の自分には、人生を幸せに生き抜くためには強盗で3億円奪う以外選択肢がない」と確信していたのです。
いくらあとから警察に捕まり「誰かを傷つける可能性」や「そもそも銀行のお金だって誰かのお金で、じゃあその奪われた人はどうなるのか」と問いただされても、その時は「そこまでは考えが及びませんでした」、つまりは、「あの時の自分には、ああする以外に方法がなかったのです」と答えるわけです。

先生の言う「仕方がなかった」。たしかにそれはそうかもしれません。では、すべての犯罪は「遺伝子と環境」によるものなので、その人に罪はないということなのでしょうか。

（29歳女性　アパレル業）


もちろんそんなことはありません。でも、確かにそう言われると、反論が難しいですよね。

では、ここでもうひとつ、ある男の子の話をします。

彼の両親は、いわゆるテロリストでした。そんな家に生まれた彼は生まれたその日から、「アメリカは敵だ」と教育され続け、小さな頃から銃の手ほどきを徹底して受けていました。

射撃の腕が上がるたびに両親は大喜びし、そんな両親の笑顔を見たくて彼も必死で腕を磨きました。

そして、彼の9歳の誕生日に彼は子供という特権を生かし、セキュリティをかいくぐってアメリカ大統領のパレードに潜り込んだのです。大統領を狙って発砲しようとしたその瞬間、彼はボディガードに取り押さえられました。幸いにも、彼の行動は未遂に終わりましたが、もちろん彼は当局に連行されました。

さて、果たしてこの9歳の少年に罪はあるのでしょうか。

ちょっと話の方向性がずれてきましたので、これは結論だけ言いましょう。この男の子は必ず有罪になります。私にも「何が有罪で何が無罪なのか」は、はっきりわかりません。しかし残念ながら「遺伝子が」とか「環境が」といった理屈は現在の司法では採用されていません。もし仮に、司法が9歳の彼を無罪にしてしまったら、テロリストは次々と子供のスナイパーをアメリカに送り込んでくるはずです。つまり「抑止力」の視点からも、必ず有罪になるのです。

ただ、ここで私が言いたいのは、むしろそれとは正反対のことなのです。繰り返しますが、どんな重い罪を犯した人にも、当事者としては「仕方がなかった」という「言い訳めいたもの」が必ず存在しているのです。

一般的に考えたら「浅はかで、幼稚で、身勝手で」、世の中の事件はそんなものばかりなのかもしれません。しかし、当の本人としては「知らなかった」「気がつかなかった」「その時はそれが最良な方法だと思った」ということなのです。

さて、まさにここに今回のテーマである「人間関係」を改善するヒントが隠されています。人間関係で最も大切なことは何でしょうか。それは「相手を理解する」ことです。なぜなら人は、誰しもが「自分を理解してほしい」と願っているからです。

アメリカのとある心理学者が「数万人の電話での会話を録音し、その電話のあいだ、何という単語が最も多く使われるか」を調べた実態調査では、圧倒的に「I」という単語が多かったのです。日本語でいう「私」・「僕」・「自分」ということです。つまり、この調査結果からも「人はいかに自分のことを相手に伝えたいか、理解してもらいたいか」ということがわかります。

では、相手を「理解する」とは具体的にどういうことなのでしょうか。

それは、何かをしでかしてしまった相手に対して「仕方がなかった」という言葉をいかに拾ってあげられるか、くみ取ってあげられるかということに尽きるのです。

そう、まさにこの行為こそが相手を「理解する」ということなのです。

ありえない行為やはたまた犯罪じみた行為でさえも「自分だったらそんなことは絶対にしない」などと決めつけず、もし自分も相手と同じ遺伝子を持って生まれ、そして同じ環境で育てられてきたならば……と考えを膨らませるのです。すると本当に、心から相手を理解することができるのです。いかなる時も、たとえどんなに納得のいかない相手に対してでも、「本人の中ではなにかしら仕方がなかった理由が必ずある」のです。

であるならば、その理由についてはあなた自身が「想像」すればいいのです。

想像した「理由」が真実と大きく異なる場合もあるでしょう。でも、そんなことはどうでもいいのです。なぜなら、それはあくまでも相手の行動を自分の中で「理解・納得」するためだからです。

そもそも何が真実かなんて、当の本人でさえわかっていない場合だって少なくないのです。そういう意味でいうと、これは「想像」というよりも「創造」することともいえるでしょう。

想像力をもって、相手の行動の理由を創造する、ということです。

人は「自分のことを理解してくれる人」を嫌いになることは、絶対にありません。

「よき理解者」といった言葉がありますが、まさしく人は自分を理解してくれる人を求めているのです。

これは、私が尊敬する精神科の教授の言葉ですが、本当にその通りだなと思います。こうして私が話をしているのも、「自分の考えを理解してもらいたいから」なのです。

「一流の精神科医は、すべての患者に好かれる。」

では、今からこの話をふまえて、あなたの精神的な苦痛となった仕事やプライベートにおける人間関係に当てはめ、考えてみてください。

その人にとっては「ああするよりほか仕方なかった」、と結論づけてみてください。

そして次に「それはなぜだったのか」と考えてみるのです。

想像力をフル回転させてみてください。その人だって、あなたと同じ人間です。

立場・圧力・恐怖・不安・妬み・得をしたい・ズルしたい・身の危険を感じた……必ずなにかしらの理由があって、思うところがあってそうしたはずなのです。

極論ですが、未熟だから・子供だから・おバカだから、こんなことも理由になりえます。

ポイントは、本当の理由がなんなのかが重要なわけではないということです。そうではなくて、あなたがその人がとった行動に対して「心から納得できる理由」を想像し創造していくのです。

では、実際にやってみてください。

問

あなたの精神的な苦痛となった人物がとった行動、態度には「仕方のなかった理由」がありました。それはなんでしょう。

そして「理解」できたら、もう一度その場面を思い返してみてください。（制限時間　3分）

もし、あなたがその人の行動を「理解できた」と感じたなら、自然とその相手との「関係性」は変わってきます。そして、相手の行動に納得できたなら、あなたの感じるストレスも大きく減ってくるのです。

これが相手を理解し「相手との関係性を変える」ということです。

どんなに腹が立つクレーマーであっても

「たしかに、私もあなたの立場だったら同じように会社に電話をかけて文句を言います。」

もし、こういった確信を持つことができ、そしてそのことを相手に伝えることができたなら、確実に相手との「関係性」は変わるのです。

そして、くどいようですがその理由は「真実」でなくてもいいのです。

「もし自分が、この人みたいに未熟だったら……、知性が足りなければ……」

こう想像（創造）することで、あなたのストレスが減り、そして相手との関係性が円滑になるのであるなら、それは素晴らしいことだと私は思います。

では、今日のまとめに入ります。

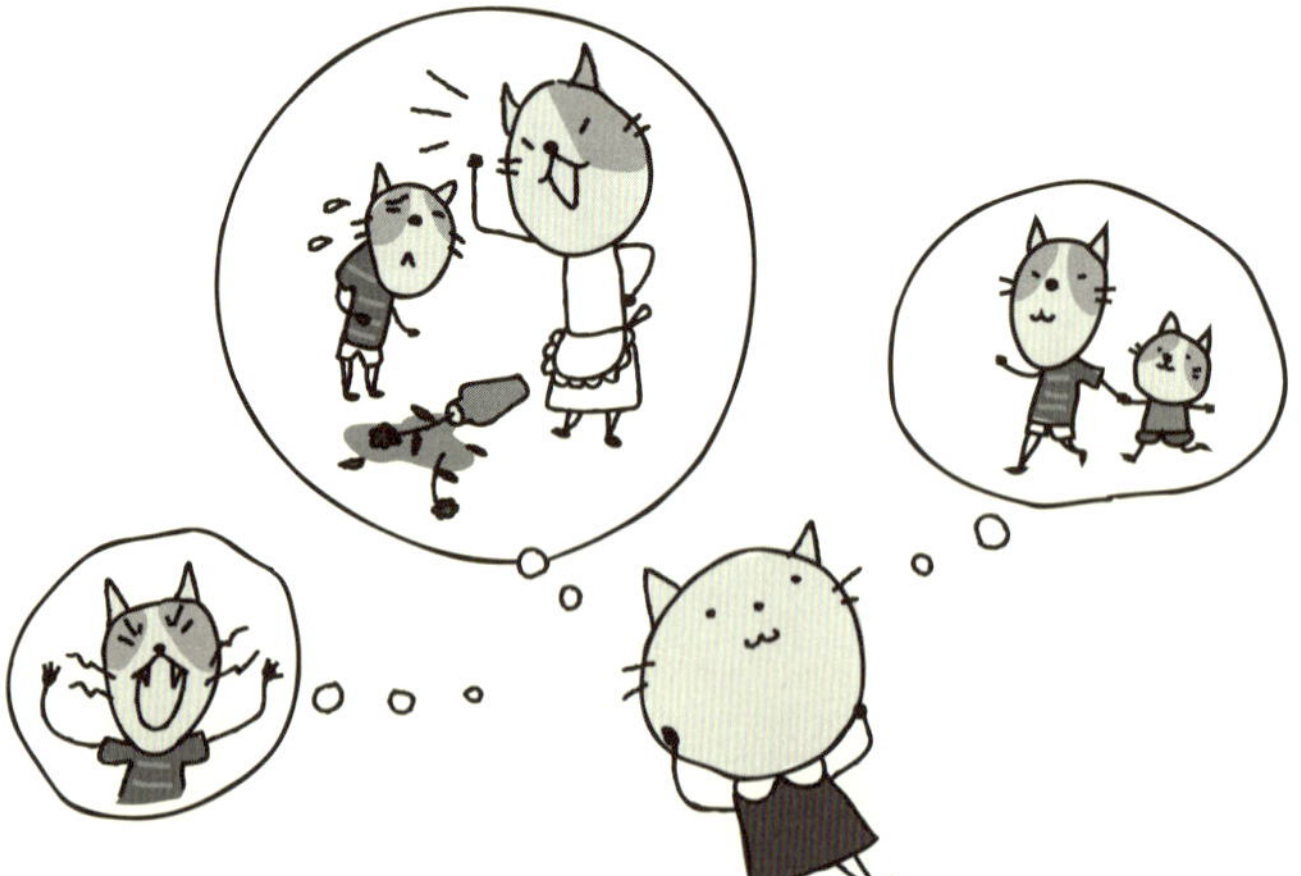

第2回 まとめ

理解とは、想像力をもって相手の行動の原因を創造すること

- いかなる行動も、本人にとっては「その時はそうすることが最善」と感じていた。
- どんな悪事も犯罪も、本人の中には必ず「仕方がなかった」という思いがある。
- 人のすべての行動は、生まれ持った遺伝子と与えられた環境による、とも考えられる。
- すべての人は「自分を理解してくれる人」を求めている。
- 人間関係を改善していくためには、相手を理解することがとても大切である。
- そのためには、まず「本人としてはああするより仕方がなかったのだ」と結論づける。
- 次に、想像力をもって相手の行動の原因や理由を「創造」する。
- 相手がとった、自分に対する行動の理由を理解することで、相手へのネガティブな感情を消していく。

問 相手の行動を「理解できた」と感じたならば、次にあなたが「やるべきこと」は、どのようなことでしょうか。

↓（第6回109頁〜でこれに関連することをお話しします）

問 どうしても相手を「理解できない」と感じたときには、どうしたらよいでしょうか。

第3回

思いやりとは①
私たちが最も欲しい「もの」とは

第1回目は、「仕事のストレスの原因は人と人との関係性である」という話をしました。

そして前回は、「相手を理解することから人間関係を改善する」という話をしました。

今回は、「人間関係」を考える上で、もうひとつ大切な話をします。

前回お話しした「想像力をもって相手の行動の理由を創造する」

これは、人間関係においての「守り」のテクニックといえるでしょう。

今回は逆に、人間関係における「攻め」のテクニックについて話をしていきます。

「攻める」。これはつまり能動的にこちらから相手に働きかけるという意味です。

では、どう働きかければ、私たちは人間関係をよくしていけるのでしょうか。

さっそく一つ目の質問です。ちょっと考えてください。

問

私たちがよりよい人間関係を築くためには、他人に対して、どのように働きかけることが大切だと思いますか。（制限時間3分）

「思いやり」をもって相手に接することだと思います。（Dさん　41歳女性　主婦業）

思いやり。そうですね。いい答えだと思います。

では私からうかがいたいのですが、Dさんはこれまで思いやりをもって相手に接してこなかったがゆえに人間関係がうまくいかなかったのでしょうか。

もちろんそんなことはないですよね。Dさんも、自分なりに思いやりをもって生活してきたはずです。

では、思いやりとは一体何なのでしょうか。

これから数回にわたって、「思いやり」について考えていきましょう。

では、二つ目の質問です。

問 あなたが今、現実的に最も欲しいものは何ですか？（制限時間3分）

男性なら、マンション・車・時計などといった高級品。学歴や肩書き。また忙しい人なら時間や休息などと答える人もいるでしょう。また、そんなものよりとにかくお金、と答える人もいるのでは、と思います。

一方、女性の場合だと「素敵な恋人」と答える人が圧倒的に多いと思います。「もの」ではありませんが、「旅行に行きたい」と答える方も多そうです。

しかし、実はこれらは皆さんが本当に欲しいものではないのです。

「さっぱり意味がわからない」と思われる方もいるでしょうが、今からそれを説明していきます。

今ここで「ＢＭＷのオープンカーが欲しい」と答えた方がいたとしましょう。

では、考えてみていただきたいのですが、なぜその人は「ＢＭＷのオープンカーが欲しい」と思ったのでしょうか。おそらく、カッコいいからとか学生の時から憧れていたから、などといった答えが出てくるかと思います。ではさらに「なぜ、カッコいい車に乗りたいのか」について掘り下げてみるとどうなるでしょうか。するとカッコいいと思われたいからとか、女性にもてそうだから、すごいと思われたいから、などといった答えが出てくるはずです。そしてもう一つ、ここで考えてみて欲しいのですが、もしその人の隣近所の人や、会社の同僚のほぼ全員がＢＭＷのオープンカーを所有しだしたらどうでしょうか。

それでもその人は、まだ「ＢＭＷのオープンカーが欲しい」と答えるでしょうか。

おそらく答えませんよね。いやむしろ「ＢＭＷのオープンカーだけは買うのをやめておこう」と考えるはずです。では、その人が欲しいものとは一体何だったのでしょうか。

実はその人が本当に欲しかったのはＢＭＷのオープンカーではなく、その車を買った結果として周囲から得られる評価、つまりカッコいいとか、すごいと思われる、そういった何かしらの「感覚・感情」が欲しかったのです。（「感覚・感情」を一言で言えば「気持ち」と言い換えられるでしょう。）

「いや、俺はいくら周りのみんなが乗っていようとＢＭＷのオープンカーを買う。とにかく昔から欲しかったんだ」こう思う方でも、実は本当に欲しい「もの」は、ついに憧れの車を手に入れたという達成感や、手にする実力がついたという自己肯定感などといった、なにがしかの「感覚・感情」なのです。

「素敵な彼氏が欲しい」と答えた方も同様です。

彼女たちが本当に欲しいのは、素敵な彼から「大切にされている」という愛情を感じられることや、「守られている」という安心感なのです。

あるいは、人によっては、「自分こそが、あの素敵な男性にふさわしい」といった自己重要感なのかもしれません。

車も彼氏も、そしてお金でさえも、実は「それ」を欲しい理由は、「それ」が私たちが手に入れたい「感覚・感情」を満たしてくれるからにすぎないのです。

つまり、極論ですがその欲しい「感覚・感情」が手に入りさえすれば、物理的な「もの」はもはや手に入れる必要がないともいえるのです。

※一般的に「感覚」とは「五感（視、聴、蝕、味、痛）」のことを指しますが、この本では「感じる雰囲気やイメージ」といった意味で使っています。

私たちの「人生の価値」とは？

ここまでお話ししたとおり、私たちが本当に手にしたいものというのは「感覚・感情」なのです。お金も高級マンションも、恋人も、肩書きも、すべては私たちの欲しい感覚・感情を手に入れる手段にすぎないのです。

高級な料理や食材も、「おいしい」という感覚・感情を得るための手段にすぎません。有名店のフレンチやお寿司はたしかに「おいしい」という感覚を私たちにもたらします。しかしその一方で仲間と富士山の頂上でおにぎりを食べても「おいしい」と感じるのです。

そして、このことは私たちの「人生」にも大きく関わっているのです。

誰しもが「価値ある人生を送りたい」と考えていますが、ではその価値ある人生とは何か、を考えてみると実は「どの程度、自分が欲しい感覚・感情を満たせるか」と言い換えることができるのです。

お金についての価値観は人によってさまざまですが、お金で満たせる感覚・感情を必要としている人にとっては、お金こそ人生のすべてです。逆に、お金では満たせない感覚・感情を得ようとしている人にとっては、「世の中、金より大切なものがある」となるのです。

もちろん、どちらの考えが正しいとか尊いということはありません。

人により育ちや価値観、そして置かれている状況は異なります。

しかし、自分の欲しい感覚・感情をどれだけ手にすることができたか。これこそがどれだけ「価値ある人生を送れたか」を計る「ものさし」といえるのです。

であるならば、私たちが次に考えなければならないことは何なのでしょうか。

先ほど私は「あなたが今、最も欲しいものは何ですか?」と質問しました。しかし、実は「あなたが今、いちばん欲しい感覚・感情は何ですか?」この質問が大切だということがわかると思います。

よく「幸福は人により価値観が異なるために定義できない」といわれています。しかし、ここまでの話をふまえると、「幸福とは自分にとって欲しい感覚・感情が手に入っている状態」と、定義することができるのです。

繰り返しになりますが、私たちが本当に欲しいもの、それは、お金でも時間でも恋人でもなく、もちろん仕事でもありません。

私たちが本当に手に入れたいものは、あくまでも「感覚・感情」なのです。

つまり、あなたが職場で苦しくなってしまったその原因は、嫌いな上司でも単調な仕事でもなく「得たい感覚・感情を得られなかったため」と表現できるのです。

あなたは手にしたい「感覚・感情」が満たされていないがゆえにストレスを感じているのです。

それを理解した上で、まずはあなたが今、最も必要としている「感覚・感情」とはどのようなものなのか、自分自身に耳を傾けてみる必要があるのです。

では今回のまとめに入ります。

第3回 まとめ

思いやりとは① 私たちが最も欲しい「もの」とは

- **私たちが本当に「欲しいもの」とは、感覚・感情である。**
- **誰もが手にしたいと考える車や恋人でさえも、自分の手にしたい「感覚・感情」を満たす手段にすぎないのである。**
- **「幸福」とは自分にとって欲しい感覚・感情が手に入っている状態と表現することができる。**

LIVE SESSION・3

問

私たちが手にしたい「感覚・感情」にはどのようなものがあると思いますか。

問

その中でも特にあなたが欲しい「感覚・感情」はどのようなものでしょうか。

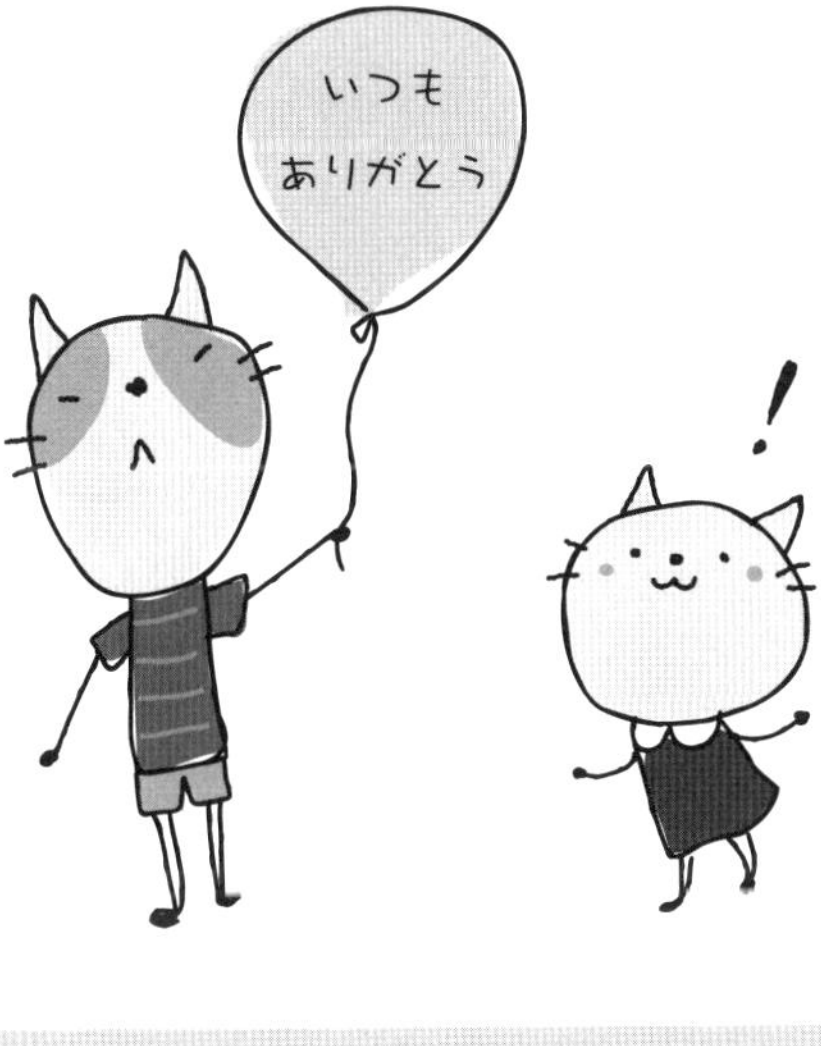

第4回

思いやりとは②
私たちが手に入れたい「感覚・感情」

私たちが欲しい「感覚・感情」にはどのようなものがあるのか。今日はこのことについて考えていきましょう。

元来、人にはさまざまな感覚・感情があります。

最も私たちになじみがあるのは「喜・怒・哀・楽」というフレーズかもしれません。

この中では「喜」と「楽」が私たちの欲しい「感覚・感情」といえるでしょう。

ただし、これだけですとあまりにも大雑把すぎますので、もう少し細かく見ていきましょう。

ドラマから考える、私たちの手にしたい「感覚・感情」

今、私が最もはまっている海外ドラマに、「ウォーキング・デッド」という番組があります。

ある朝、警官である主人公（リック）が目を覚ますと、そこはとある病院でした。どうやらリックは長い間、意識を失った状態で入院していたようです。リックはそこで非常に奇妙な感じを抱きます。なぜなら、院内は静まりかえり人の気配はまったくなく、そして部屋を見回すと周囲は荒れ果てていたからです。そして、ふと窓の外に目を向けるとリックは自分の目を疑いました。街の外は「ウォーカー」と呼ばれるゾンビで溢れかえっていたからです。

しかし、驚いてばかりもいられません。気がつくと、病院の中にも「ウォーカー」が侵入してきたのです。

（私たちの欲しい感覚・感情を考える上で非常に参考になるドラマですので、見たことのある方もない方も、もう少しこの話にお付き合いください。）

安全・安心

リックは、まずどんな感覚・感情を手にしたいと思ったのでしょうか。

●今、世界で何が起きているのかを知りたい？

●家族に会いたい？

もちろん、そういった感覚・感情も欲していたことでしょう。しかし、最も優先されるべきことは「身の安全」です。彼は、まずなによりもウォーカーが来ない安全な場所に移動しました。そしてその次は食料、寝床、トイレの確保です。これらは安心して生き延びるためには最も重要だからです。以上からわかるように、人間にとっていちばん重要なことは「安全・安心」といった感覚・感情なのです。

私たちはいつだってこの「安全・安心」を最も大切にして生きています。

外出前に自宅の鍵をかけるのも、冷蔵庫の食材の賞味期限をチェックするのも、返品保証がついた通信販売の商品に目を奪われるのも、すべてこの安全・安心という「感覚・感情」を得たいがゆえ、といえるのです。若いうちに成功し、その後はリタイアしてゆっくりしたい、といった、アーリーリタイアを夢見る若者も、将来における「安全・安心」を求めているのかもしれません。

⬇人はまず、何よりも「安全・安心」といった「感覚・感情」を必要とする。

自由・好奇心

さて、ウォーカーから無事に避難し、隠れ家を見つけたリックは「安全・安心」の感覚・感情を満たすことができました。では、次に彼が欲した感覚・感情はどんなものだったのでしょうか。これは皆さんにも想像に難くないと思います。そうです。彼は「今のこの世界で何が起きているのか知りたい」と考え、再び街を探索し始めるのです。

リックには、「危険を冒してでも、今この世界で何が起きているのかを自分の目で確かめたい」といった気持ちが沸き起こったのです。これは「ワクワク・ドキドキしたい」「自分の思う通りに行動したい」といった感覚・感情といえるでしょう。そう、ウォーカーから無事に逃れたリックが次に求めた感覚・感情は「自由・好奇心」といったものでした。

私たちはいつだって、決められた枠組から自由な世界へと好奇心を抱いて飛び出すことを夢見ます。地球外生命体、生命の起源、宇宙の果て、寿命の謎といった未知なるテーマに対して、誰もが知的興味や関心を抱くはずです。

仕事においても、昇給より裁量権を与えた方が生産性が上昇した例は数え切れません。「自由」と「好奇心」。これらは一見異なる感覚・感情と捉えられがちです。しかし、「自由でありたい」ということは「未知なる世界のことを知りたい」ということに限りなく近い感覚・感情です。

よく「趣味を仕事にすると今までのようには楽しめなくなる」といわれます。これは好きな時に好きなペースで取り組めていた趣味が、仕事にした途端「締め切りや成果」の枠組みに組み込まれ、本人の「裁量権」が減ってしまうからといえるのです。

⬇人は「安全・安心」が満たされると「自由・好奇心」といった「感覚・感情」を求める。

仲間・つながり・愛情

その後リックは、徐々にこのウォーカーが溢れる世界を把握していきます。そして病院から脱出した彼は、妻や息子を探す旅に出るのです。この時リックが求めた「感覚・感情」はどんなものだったのでしょうか。それは家族や仲間と会うことで得られる人と人との「結びつき」です。「連帯感・一体感」などというとよりわかりやすいでしょうか。こうした感情は、心理学では「所属の欲求」と呼ばれています。

私たちは、いくら衣食住が満たされていても、ひとりぼっちで生きていくことは不可能です。「孤独だけど幸せ」という人はまずいないでしょう。家族・恋人・友人・仲間・チーム。私たちはいつだって自分と共通点をもった仲間を探し求めます。近年盛んなツイッターやフェイスブックも、こうした「連帯感」や「つながり感」を満たしてくれるがゆえに急速に広まった、といえるでしょう。

⬇「安全・安心」「自由・好奇心」の次に求めるのは「仲間・つながり・愛情」

重要(人物)感・承認

その後、リックは紆余曲折を経て家族と再会し、生き延びていた人たちと共に生活を始めます。そして様々なトラブルに対処しながら、やがてリックはグループのリーダーとして集団をまとめていくのです。この時にリックが求めた「感覚・感情」は何だったのでしょうか。それは、「人から認めてもらいたい」という「重要(人物)感」「承認」という感覚・感情です。

人は多かれ少なかれ「自分の意見を発言したい」「主張を通したい」「価値ある人と思われたい」といった願望を持っています。これらは「自己重要感」と呼ばれる感覚・感情で、一言で言うなら「尊敬されたい」という気持ちです。

他者から敬語を使われて悪い気がしないのは自身の「重要感」が満たされるからです。また、誰にとってても好きな人に告白するのは怖いものです。なぜならそれは、もし断られたなら自身の「重要感」が損なわれるからなのです。また、学校におけるいじめの問題がいつになってもなくならない理由も同様で、実はいじめとは、する側の「自己重要感」が満たされるために繰り返されてしまうのです。

先に挙げたフェイスブックで「いいね!」と評されて嬉しいのも、やはりあなたの投稿が承認され、あなた自身が「承認」されている感覚が得られるがゆえに嬉しい気持ちになれるのです。(フェイスブックの「いいね!」は「つながり」と「承認」の両方の感覚・感情を得ることができます。)

役立ち感・貢献したい心

リーダーとしてグループをまとめたリックはその後どうしていくのでしょうか。ドラマはまだ完結していませんので、まだこの先は読めないのですが、リックは様々な場面でリーダーとして仲間を助けていきます。時には自身の身を犠牲にしてまで仲間を救おうとするのです。なぜでしょうか。ここでもなにかしらの「感覚・感情」を得るためと考えると、見えてくるものがあります。それは「人の役に立ちたい」「貢献したい」という感覚・感情です。

人は困っている人を助けると、心が晴れやかになります。その行為を通じて自分自身のことが好きになれるからです。

誰しもが「溺れかけている子供」を目にしたら、「浮き輪になるもの」はないか懸命に探し、川に投げ入れようと全力を尽くすはずです。

重い荷物を抱えたおじいさんが電車に乗って来れば、多くの人は席を譲ろうとするのです。

これらは先ほど説明した自己の「重要感」が満たされるから、ともいえますが、それだけではありません。例えば、先の震災でも、完全に匿名で寄付をする人がいますが、こういった方々はおそらく「貢献したい」という感情につき動かされているのだと思います。

この物語で興味深いのはリックの「貢献」の手段です。

多くのアクション映画やドラマでは、主人公は自分のからだを張って仲間に貢献します。

しかしこの物語では、リックは「こころ」を犠牲にするのです。皆がしたくないこと（ゾンビ化した仲間を殺すことや、特定の人に恨まれるとわかりきっていること）であっても、チーム全体の利益になるのであったなら、リーダーとして決断、遂行していきます。そう、リックは「こころ」を犠牲にしてチームに貢献するのです。そんな姿に、このドラマの視聴者はますます惹きつけられていくのだと思います。

➡人は誰しも、こころのどこかで「人のために尽くしたい」と思っている。

成長感

そして、リックは全体を通していつも考えていることがあります。

それは「より安全に仲間を守れないか」とか「もっと効率的に食料を確保できないか」といったことです。彼は、常に現状に満足せず、高みを目ざしていこうとするのです。これはどんな「感覚・感情」を求めているかというと、「成長感」といわれるものです。

私たちはいつだって、成長することを望んでやみません。生まれて間もない赤ちゃんは、誰に言われることなく立ち上がろうとします。

親にしつこく「あれは何?」と質問します。私たちは赤ちゃんの頃から「成長している」「上達している」という感覚・感情を求めているのです。

幼い子供が最も嬉しそうに笑顔を見せる場面は、欲しいものが買い与えられた時ではなく、できなかったことができるようになり、親に対して「見て!」と訴えかけてくる時です。

やればやるほど上達すると感じられるものに私たちが「とりこ」になるのはこの「成長感」が得られるからといえるでしょう。反対に、やれどもやれどもうまくならないことには飽きてしまい、続けることは困難になります。まったく上達感を得られることなく、ピアノやサッカーを続けられる人はまずいないのです。

⬇人は生まれたそのときから「成長」することが大好き!

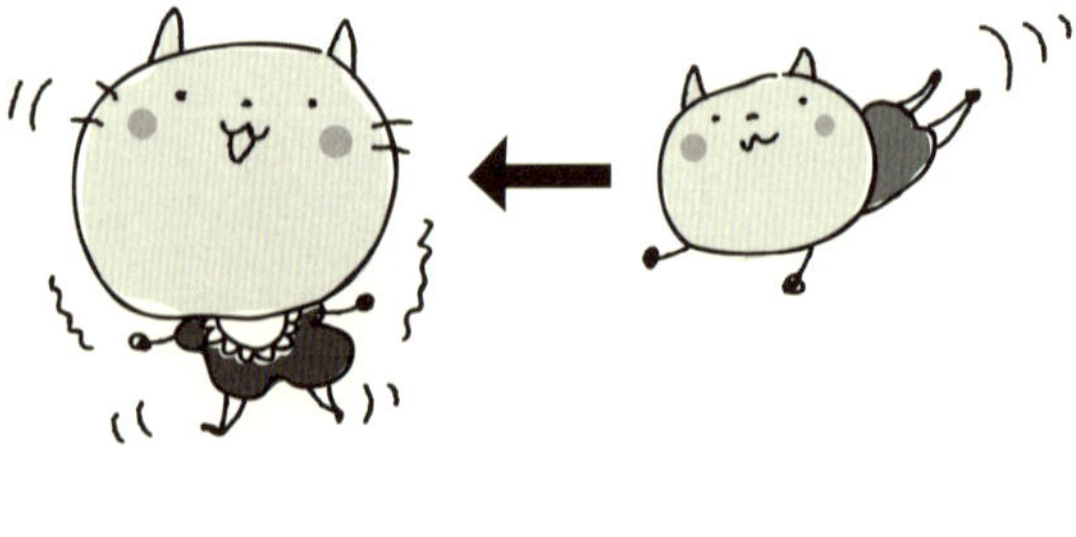

私たちの求める感覚・感情は、大きく分けて「六種類」

以上の六つが、私たちの欲しいと願う「感覚・感情」です。

人の感覚・感情自体は、無数に存在します。

例えば、妬み、恨み、悲しみ、喪失感、不安、恐怖、憎しみ、無力感……。

しかし、これらはすべて私たちが「手にしたくない」感情です。

あくまでも、私たちが欲しい感覚・感情は、大きく分けるとこの六つ、もしくはこれらを組み合わせたもので説明がついてしまうのです。

これらの感覚・感情については多くの先人・偉人が、いろいろな方法で説明しています。

起業家のピーター・セージ氏は、著書『自分を超える方法』でほぼ同様に分類し、この六つの感覚・感情を「シックス・ヒューマン・ニーズ」と説明しています。

ニーズとはまさしく「欲しいもの」であり、非常にわかりやすい表現だと思います。

心理学者のアブラハム・マズローも「五段階欲求説」という言葉で人間の「欲求」を説明しています。

マズローは「自己実現」という言葉で「成長感」や「貢献」などを合わせて説明しています。（48頁〜参照）

では今回のまとめに入ります。

第4回まとめ

思いやりとは② 私たちが手に入れたい「感覚・感情」

私たちの行動の理由、そして生きる目的は「得たい感覚・感情を最大限に得るため」であり、それらには以下の六つが挙げられます。

●安全・安心

これは私たちが生きのびたり、子孫を残したりする上でも最も必要となる感情です。

●自由・好奇心

安心感が満たされると、次に人はワクワク感・ドキドキ感を求め、現状からの変化や脱出を求めるようになります。

●仲間・つながり・愛情

人は誰もが人とのつながりを求めます。自分と似ている部分に「共通性」を感じ、多くの恋愛感情もまずはここから始まります。

●重要感・承認

「価値ある人と思われたい」、これは誰もが胸に秘めている思いです。自分の意見を否定されると腹が立つのも、この自己重要感が阻害されるためといえるでしょう。

●役立ち感・貢献

先に挙げた重要感との区別は難しいのですが、「匿名で寄付行為をしたい」などといった場面では、この「感覚・感情」を満たそうとしているといえるでしょう。

●成長感

いかなることであっても、自分が成長することに喜びを感じない人はいないでしょう。そして、この「感覚・感情」は他の五つの感情と常に連動しています。今、こうしてあなたが本を読まれているのも、この「成長感」を満たすため、ともいえるでしょう。

私たちが欲しい「感覚・感情」は、大きく分けるとこの六つ、もしくはこれらを組み合わせたものなのです。

問

次の中から、あなたが今、最も手にしたい感情の上位三つを選んでみてください。

- **安全・安心**
- **自由・好奇心**
- **仲間・つながり・愛情**
- **重要感・承認**
- **役立ち感・貢献**
- **成長感**

問

現状で何がどうなると、その「感覚・感情」が手に入ると思いますか？

第5回

思いやりとは③ 六つの「感覚・感情」の関係性を考える

これまで私たちが最も欲しいものは、「感覚・感情」であるという話をしてきました。

そしてその「感覚・感情」は大きく分けて六種類ありました。

安全・安心	**自由・好奇心**	**仲間・つながり・愛情**
重要感・承認	**役立ち感・貢献**	**成長感**

今回はこの話の続きをしていきたいと思います。

「安全・安心」と「自由・好奇心」との関係

まずは、「安全・安心」と「自由・好奇心」との関係について話します。

日常生活で、私たちは他者から「自由」を奪われることに対して、強い不安を覚えます。どこかに閉じ込められて（自由を奪われて）安心する人は少ないはずです。

つまり、この「安全・安心」と「自由・好奇心」は一見似たような「感覚・感情」と考えがちです。しかし、本当にそうでしょうか？

例を挙げて考えてみましょう。

現在の日本において、雇用の面で最も未来が「安全・安心」な感覚・感情を満たす職業は「公務員」といえるでしょう。

公務員の仕事は、決められた業務をマニュアルに沿ってきちんとこなすことが何よりも重要です。そして、マニュアルに沿って仕事をしている限り、解雇のリスクもなく、安心感や安全が保証されています。もちろん倒産の怖れもありません。しかし、その代わりに公務員の仕事に裁量権といった自由はないのです。

一方、「自由・好奇心」の感覚・感情を得られる代表的な職種は何かというと「社長業」と言えるでしょう。社長さんは、基本的には何をするのも自由です。

すべてを自分で決断し、仕事を進めることができます。しかし、当然そこには公務員で得られるような安心感や安全性はありません。自由とリスクはいつだってセットなのです。

決断をひとつ間違えれば、顧客、取引先、社員までもが離れていきます。

倒産の可能性とも常に隣り合わせ、といえるでしょう。

つまり、ここで言いたいことは「安全・安心」と、「自由・好奇心」の感覚・感情は「正反対」だということです。

わかりやすくいえば、「安全・安心」は「ホッとしたい気持ち」であり、「自由（裁量権）・好奇心」は「ワクワク・ドキドキ感を求める気持ち」といえるのです。

実は、私たちは自由がなければないほど、本当は安心できるのです。

例えば、人気ラーメン店に長時間並んでいる場面を想像してみてください。

やっとの思いで店内に入り券売機を見たときに、スープが10種類もあったらどうでしょうか（醤油・味噌・塩・豚骨・醤油豚骨・煮干しダシ……）。たしかに「自由」な感覚・感情は得られるでしょう。しかし、「安心・安全」といった感覚・感情は得られないのではないでしょうか。

どのラーメンを頼もうと「もっと美味しいラーメンがあったのでは」と不安になるからです。

一方で、例えば「うちは醤油のみ」というお店であったならどうでしょうか。

そこに選択の自由はありません。しかし、あなたはそこで「安心」して醤油ラーメンを食べることができるのです。

繰り返しますが、私たちは「自由」を奪われるときこそ、逆に「安心」を感じられるのです。

「安全・安心」な感覚・感情と、「自由・好奇心」の感覚・感情は「正反対」のものなのです。どちらも私たちが手に入れたい「感覚・感情」なのですが、なかなか同時に手にすることはできないのです。遊園地でも、安全で安心な乗り物ほどワクワクもドキドキもできないのは、これと同じ理由だといえます。

もう一つ、例を挙げてみましょう。

「リスクなく起業して、成功したい」

これも、多くの社会人が考えることではないでしょうか。

その気持ちはよくわかります。

しかし、これも実はかなり理論的に矛盾しているのです。

起業して成功するには、ある一定のリスクを取らなければならないからです。

安心感を手放し、まだ誰もやったことのない、レールの敷かれていないことに挑戦した先にのみビジネスでの成功はあるからです。

それでも、大いなる安心感のもとで独立したいのであれば、フランチャイズ化された「仕組み」のようなものを利用すれば得られるかもしれません。

しかし、それではその先に、まだ誰も成し遂げたことのないような大きな成功といったものは待ってはいないのです。

「重要感・承認」と「仲間・つながり・愛情」の関係

「重要感・承認」と「仲間・つながり・愛情」の関係性はどうなっているのでしょうか。

実は、この両者も正反対の「感覚・感情」といえるのです。


「重要感・承認」

この感覚・感情は、「自分は偉い・私は価値がある」といった気持ちで、名誉欲や出世欲などといわれるものです。


他人を評価したり自慢したり、我を通そうとする際に得られるのもこの感覚・感情です。

ブランド物や高級車を手にしたいのも同様です。

ズバリ！要は、「すごい人と思われたい」という気持ちです。


一方、**「仲間・つながり・愛情」**。

これは家族や恋人や親友と一緒にいる時に得られる感覚・感情です。

互いにわかり合えている、相手の価値観を受け入れている、といったものです。

「重要感・承認」が、自分の価値観を相手に押しつけたいといった「気持ち」であったのに対し、こちらは相手の価値観を受け入れ認めてあげたい、という「気持ち」です。

自分の孫に対し、おじいちゃん・おばあちゃんはいつだって「そーか、そーか」と孫の言うことをすべて受け入れます。

これこそまさしく「仲間・つながり・愛情」そのものといえるでしょう。

つまり「重要感・承認」と「仲間・つながり・愛情」も、正反対の感覚・感情であり、なかなか同時には満たせないのです。

部下や異性に対し「威張りながらも、相手から愛されようとする」のは不可能なのです。

社内で、会議中にふんぞり返って腕組みをしている上司は、自己重要感は満たせますが、組織の中でみんなと繋がることはできないのです。

「成長感」と「役立ち感・貢献」

そして最後にこの二つの感覚・感情ですが、この二つは対立ではなく、独立して存在しています。

一般的に**「成長感」**は「欲しい感覚・感情」が満たされた時に手にすることができます。

「重要感・承認」を手にしたい人が、仕事で昇進すれば「成長感」も手に入ります。

「自由・好奇心」を満たしたい人が社会人となり、親元を離れたならば「成長感」を感じるのです。

そう考えてみると実は、私たちが最も手にしたい感覚・感情は「成長感」なのもしれません。

「役立ち感・貢献」は理解するのが少し難しい感覚・感情といえるでしょう。

なぜなら、私たちは「誰かの役に立ちたい」と考える一方で「感謝されたい」とも思うからです。

しかし、「感謝」を求めた時点でそれはもう純粋な「役立ち感・貢献」ではなく、「重要感」を満たすための行為といえるのです。

「シャーデンフロイデ」とは？

「シャーデンフロイデ」という言葉を聞いたことはあるでしょうか。

これは他人の不幸や失敗を見聞きした時に、つい私たちが感じてしまう「喜び」や「嬉しい」といった感情のことをさす心理学の用語です。いわゆる「他人の不幸は蜜の味」と言われているものです。

なぜ、私たちは他人の不幸に、喜びや幸せを感じてしまう場合があるのでしょうか。

このような一見不思議な感情も実は、これまで説明してきた六つの感覚・感情の組み合わせといえます。

仲間に抜きん出られていないといった「安全・安心」。

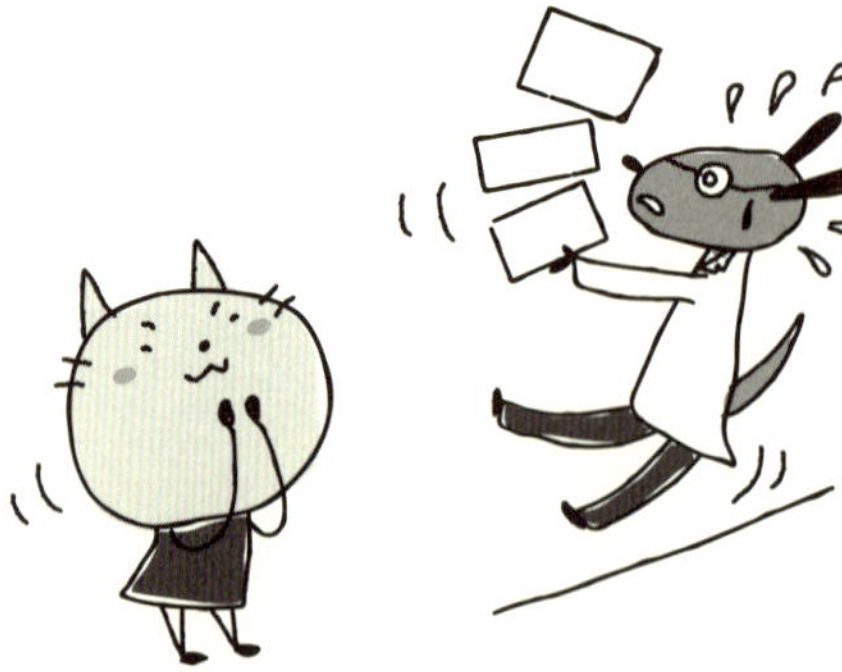

あの人も自分と同類だな、といった「仲間・つながり・愛情」。

自分は今のままでも大丈夫、という「重要感・承認」。

さらに人によっては、慰めてあげられるといった「役立ち感・貢献」も混ざっているのかもしれません。

あなたが「つらい」のは欲しい「感覚・感情」が手にできていないから

もし、あなたが現在、つらい状態にあるとしたら、それは間違いなく「欲しい感覚・感情」が手に入っていないから、といえるのです。

そして、この自分が本当に欲しい感覚・感情というのはよほど意識を傾けない限り、なかなか気がつくことが難しいのです。

「重要感・承認」を求め、お金持ちを目指して頑張ってきた人が、たとえ事業で成功して大金持ちになれたとしても、周囲から「あいつはケチで金に汚い」などと罵られ尊敬されなければ、その人は決して幸福感を得られないのです。

では今日のまとめに入ります。

第5回まとめ

思いやりとは③　六つの「感覚・感情」の関係性を考える

● **「安全・安心」と「自由・好奇心」は、正反対の感覚・感情である。**
（ホッとしながら、ワクワクすることは難しい。）

● **「重要感・承認」と「仲間・つながり・愛情」は、正反対の感覚・感情である。**
（自分の意見を一方的に押しつけながら、相手に対して思いやりを持つことは難しい。）

● **「成長感」は、手にしたい感覚・感情が満たせた時に感じることができる。**
（私たち誰もが手にしたい感覚・感情は成長感なのかもしれない。）

● **「役立ち感・貢献」は独立してではなく、「重要感」や「愛情」とセットで存在する可能性は高い。**
（人の役に立ちたい、と思う心のウラには何か別の手にしたい感覚・感情が存在する？）

第6回

思いやりとは④
真の「思いやり」とは

前回まで三回にわたって、私たちが本当に欲しいものである六つの「感覚・感情」と、これらはお互いどのような関係にあるのか、ということについて話をしてきました。

ちょっと回り道をしましたが、そもそも、なぜこのようなことについて話をしてきたのか、皆さんは覚えているでしょうか。

それは「思いやりとは何か」、このことを理解するためでした。

人間関係をより良くするための「思いやり」。

今回はこの「思いやり」について、今まで学んできたことを踏まえて考えていきましょう。

思いやりとは？

繰り返しになりますが、私たちの本当に欲しいものとは、物でも人でもお金でもなく「感覚・感情」でした。

では、「思いやり」とはどういったものなのか。実はそれは「相手の欲しい感覚・感情を与えること」なのです。そして、そのためには「相手の欲しい感覚・感情は何か」を察知し理解することがとても大切になってくるのです。

相手が欲しい「感覚・感情」とは？

私たちはつい、「自分が欲しいものなら相手も欲しいはずだ」と考えてしまいます。しかし、現実は、それとはずいぶん異なるのです。

流行らない飲食店は、作り手の「おいしい」という感覚と、お客さんの「おいしい」という感覚がずれていることが原因です。視聴率が悪いテレビ番組も、クリック数の少ないネット広告も、原因は発信者と受信者の「求めているもの」に対する予測のずれから生じてきます。

「お客さま目線で」という言葉がありますが、これだってあくまでも「もし自分が客だったなら」という「自分の感覚」が主体です。

この「ずれ」が生じると、ビジネスであれば「客離れ」が起こり、仕事の現場ならば上司、部下、同僚との軋轢《あつれき》が生じてしまうのです。

自分としては「思いやり」をもって相手に接しているはずなのに、それが機能していない状態です。

つまり、何が言いたいのかというと、皆さんが職場で他者（上司や部下、顧客等）と人間関係をうまく構築できないとき、その原因は「相手の欲しい感覚・感情を理解できていないか、与えられていない、このどちらか、または両方である」ということなのです。

私たちは上司から厳しく注意を受けると、しばしば「こっちの気も知らないで」と不満を感じてしまいます。

しかし、なぜ、上司はそこまであなたを厳しく注意するのか。

その一番の原因は、あなたが上司の望む「感覚・感情」を与えることができていないからなのです。あなたが叱られる場面で上司が最も求めている感覚・感情の多くは「安全・安心」です。なぜならこれが、私たち人間の最も重要な感情だからです。

部下の仕事の成績が悪ければ、上司は自分の立場が危うくなるのです。

上司は自分の「安全・安心」といった感覚・感情が脅かされるために、ついつい部下に強く言い過ぎてしまうのです。

このことを理解した上で、部下は上司に対して「安全・安心」という感覚・感情を与えていくことこそが、まさしく「思いやり」といえるのです。

私が、以前「うつ」の患者さんから受けた相談に、「自分が仕事で頑張れば頑張るほど、当たりが厳しくなる先輩がいる」というものがありました。これも同様ですよね。

その人の努力や頑張りが、先輩の「安全・安心」を脅かしているのです。（ここでは、どちらが良い悪いではなく、あくまでも人間関係の改善ということについて話しています。）

この場合、あなたがその先輩に「安全、安心」を与えることができれば、その先輩との人間関係は改善できるわけです。具体的には「まずは先輩に手柄を譲る」とか「一緒にセミナーに行って勉強する」といったことをしていけばいいわけです。

「上司が自分の出す企画をろくに見もせず、頭ごなしに反対する」

こういったケースも同様です。

「ろくに見もせず頭ごなしに」この背景にあるのはおそらく「重要（人物）感」であり、「反対する」のは、余計なことを何もしないのが最も「安全・安心」と考えているからです。

であるならば、あなたはそのことを念頭に置き、行動していけばよいのです。上司に「企画を考えるにあたり、読んでおいたほうがいい本はありますか？」などと質問をすることで相手の「重要（人物）感」を満たしつつ、「失敗したら全責任は自分がとります」と上司の安全・安心感を保証するなどすれば、頭ごなしに反対される確率はずいぶん減るのです。

「そんな損な役回りをなぜ？」と思う方もいるかもしれません。

しかし「上司の立場」に立つ、つまりは「相手を思いやる」とは、こういうことなのです。

そもそも、「自分から上司に企画を出す」時点で「失敗したらその全責任は自分がとる」という覚悟が必要なのではないでしょうか。

このような覚悟がない人に「ろくに企画書を読みもしないで反対する」などと発言する権利はないと私は思うのです。

そしてたとえその手柄が上司に渡ったとしても、あなたの出したその企画が成功を収めたのなら、あなたの実力は着実に成長したことになりますし、また何よりもその上司は二度とあなたの発言を軽んじたりもしなくなるわけです。

こうすることで、あなたは自分の力で周囲の人間関係を改善することができるのです。そして、これこそが「相手を思いやる」ということなのです。

ビジネスモデルでも同様なことが言えると思います。

例えば、コーヒー一杯飲むにしても、マックで飲むのとスタバで飲むのとではお客さんが求めている「感覚・感情」は大きく異なるわけです。

マックは値段が安い代わりに、騒がしかったり椅子が硬かったりします。その代わりに、「値段が安いので、気兼ねなく友だちと行けてワイワイできる。」

つまりマックは「所属・つながり・愛情」を満たしやすい環境といえます。

一方、スタバは値段は高いですが、静かで座り心地のいい椅子が用意されています。

「一人でゆったりと、少しリッチな気分で他人に干渉されずに時間を過ごせる。」

スタバでは「重要（人物）感・承認」を満たすことが可能なのです。

お客さんがスタバでコーヒーを飲む理由は、喉の渇きを癒やすためだけではなく、店内でコーヒーを飲んだときに得たい「感覚・感情」を満たすためなのです。

前回、お話ししたとおり、この「仲間・つながり・愛情」と「重要感・承認」は正反対（同時には満たしにくい）の感情です。

つまり「お客さんのことを考えて」、スタバで「値段の安いコーヒー」は出してはいけないのです。なぜなら、もし値段が下がれば当然「みんなでワイワイしたい」といった客層が増え、結果、その店を利用して得られる「重要感・承認」は得られにくくなるからです。それよりも「お客さんの顔や好みを覚える」「そっと本人にだけ割引券を渡す」

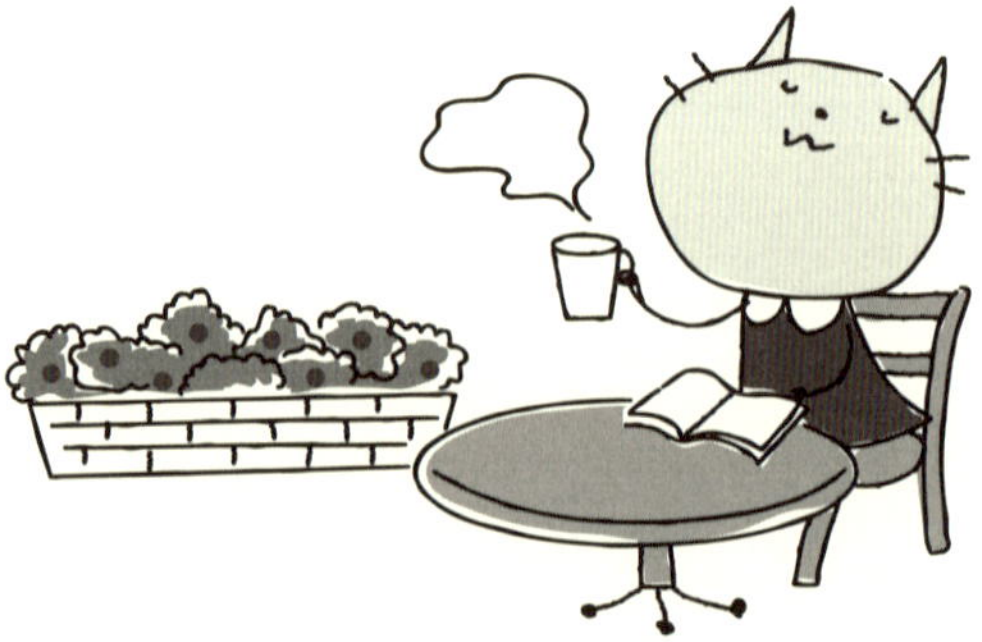

などと、より本人の「重要（人物）感」を刺激した方が、スタバにおいては「お客さんのことを考えた」経営方針といえるでしょう。

一方、マックでは「一度に五名様まで同時に使える割引券」がお客さま目線といえるのです。

「思いやり」とは、相手の欲しい感覚・感情を察知し、それを与えるということなのです。

第2回目に私がした質問を皆さんは覚えているでしょうか。

問　相手の行動を「理解できた」と感じたならば、次にあなたが「やるべきこと」は、どのようなことでしょうか。（再掲）

もうこの答えはおわかりですよね。

「相手の欲しい感情を探り、それを与える」

これが答えになるわけです。

相手が欲しい「感覚・感情」といっても基本的に六種類しかないわけです。

それでも覚えにくければ、さらに簡略化して理解してもいいと思います。

安全・安心　→　リスクを避けたい
自由・好奇心　→　ワクワクしたい
仲間・つながり・愛情　→　仲良くしたい
重要感・承認　→　すごいと思われたい
役立ち感・貢献　→　役に立ちたい
成長感　→　成長したい

もちろん、誰もが、これらすべての感情が欲しいわけです。

ノーリスクでゆったりと、ハイリターンな新規事業に取り組みながらトップダウンの組織でワンマン経営をしつつ、社員みんなから愛されて日々成長感を感じながら、困っている人には多額の寄付を送る。

もしそんな人生が過ごせたら、それはもう、誰にとっても相当有意義な人生といえそうです。

ただし、これらは相反する感覚・感情の組み合わせであって、なかなか同時には満たしにくい、ということは説明した通りです。

LIVE SESSION・6

まずは、目の前の相手がどの感覚・感情を欲しているのか。それをこれら六つの感情の中から探り、満たしていく。これができれば、あなたは人間関係を確実に改善していくことができるのです。これが私の考える相手に思いやりをもつ、ということであり、3回目のセミナーで触れた人間関係を改善する「攻め」のテクニックです。

まずは、あなたの周りで、怒っている（悲しんでいる）人がいたら「この人はどの感覚・感情を得たいために、怒って（悲しんで）いるのか」、常に考えるクセをつけていきましょう。

では今回のまとめに入ります。

第6回 まとめ

思いやりとは④　真の「思いやり」とは

●「思いやり」とは「相手の欲しい感覚・感情を与えること」。

●人間関係をうまく構築できない時の原因は、相手の欲しい感覚・感情をあなたが与えられていないからである。

●相手が欲しい「感覚・感情」といっても実は六種類。リスクを避けたい、ワクワクしたい、いばりたい、好かれたい、成長したい、貢献したい。

●怒っている人も、悲しんでいる人も、実はその一番の原因は「得たい感覚・感情」が得られていないことが原因である。そういった人たちをよく観察することで、あなたの「思いやり」の感性は磨かれていく。

問

職場で「おしゃれ」で評判のアイコさんが、同じ職場のサヤカさんにファッションをマネされて怒っていました。アイコさんの得たい感覚・感情とはどのようなものでしょうか。（いくつかのパターンやケースを想定して、考えてみましょう。）

問

あなたがその現場にいたならば、あなたはアイコさんに何と声をかけてあげればよいのでしょうか。

問

あなたの職場にプレイボーイ（複数の恋人がいる）で有名なアッシ君がいます。アッシ君に対し、社内でネガティブな感覚・感情を持つ男性と女性がいます。その男性・女性はアッシ君を見るとどんな感覚・感情が損なわれるために腹を立てるのでしょうか。（いくつかのパターンやケースを想定して、考えてみましょう。）

第7回

もう一度、ストレスの原因を考えてみる

セミナーIは今回で最後となります。

これまでのおさらいをしながら、もう一度ストレスの原因を考えていきましょう。

まず初回では、職場におけるストレスの原因は人間関係にあるという話をしました。

軽自動車と高級外車を例にあげて話したことを覚えているでしょうか。問題はあくまでも「関係性」である、という話でした。ただ、このことがわかっても「やっぱり難しい」と感じている方も少なからずいるかと思います。なぜでしょうか。

それは、人は誰しもが相手によって態度を使い分けているからです。

たとえば、あなたが満員電車で好みの若い異性に寄りかかられるのと、中年の汗をかいた同性に寄りかかられるのとでは、その感じ方も、また反応も異なるはずです。人は、同じ事をされた時でも相手によって態度を変えるのです。

私だって、例えばですが、気の合う後輩が朝遅刻をしてきても笑顔で「おはよう」と言えますが、こ

れが嫌いな後輩であったなら「遅刻するな」と注意したくなるわけです。

これは、職場で皆さんがミスをした時や、成果が奮わなかった時でも同様です。

そして、私たちは常に周りの人からの反応を見ることで、今の自分が社内でどういう立ち位置なのかを認識していくわけです。

この時に、自分の中での自身の理想のイメージと、現実との間に大きなギャップが生じると強いストレスを感じてしまうのです。

「誰も自分のことをわかってくれない」とか、「自分ばかり（叱られる）」と感じてしまうのです。

第2回では、ではどうしたらその「関係性」を変えられるか、という話に入っていきました。「いかに相手の気持ちを拾えるか」、このことがとても大切である、という話をしました。

あらゆる人が、自分がとったいかなる行動も本人の中では「その時はそうするしかなかった」と感じているという話をしました。そして、関係性を変えていくには、まずはそのことをしっかりと理解することが大切でした。

では、それらをふまえて「質問内容から相手の隠れた気持ちを拾う」という話をしていきます。これは「もし、あなたが自分の長所を人から褒められ、そしてその秘訣を聞かれた際には、その答えを言うべきではない」という話です。

例えば、「先生はいつも欠かさずランニングを続けられていて、本当に意志が強いのですね。なにか秘訣があるのですか?」、こう質問されたとしましょう。

こんな時、えてして人は、つい嬉しさのあまり、

「自分にとってランニングは、もう中学の時から続けていて、もちろん面倒くさい日だってありますよ。でもこれをやめたら……で、……。だから○○さんも始めてみてはいかがですか?」

と、結局は自分でも、ランニングが続いている本当の理由などわかっていないくせに、つい得意気に精神論を語ってしまうのです。

もちろん、言っている本人は、自己重要感を満たせるのでこの上なく気持ちいいはずです。しかし、言われた方はたまったものではありません。

なぜなら、言われた側はまるで自分の人間性が劣っているような気にさせられるからです。そもそも精神論なんてものは、しくみや方法論と異なり簡単に真似ができるものではないのです。「(ランニングを)はじめた方がいい」そんなことは誰だって百も承知なわけです。

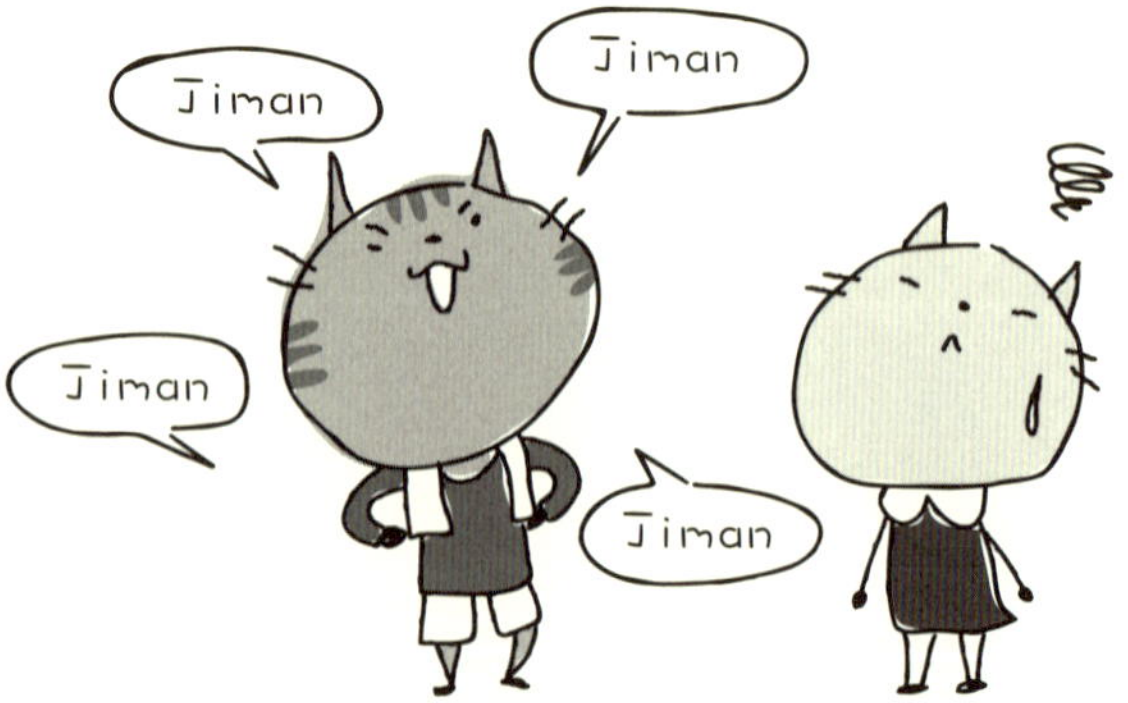

その上で、どうしたら楽に始められるか、続けられるかを聞きたいだけなのです。

つまり、このような場面において、いかに自慢話をぐっと堪えられるか、これこそが、相手との関係性をより円滑にしていくコツなのです。


皆さんだってこんな私の自慢話を聞いても楽しくはなかったはずです。

人というのは勝手なもので、自分で質問しておきながらも、相手から自慢話を聞かされると「聞かなければよかった」と感じるのです。

ではどうすべきなのか。それは、「なぜ、相手はその質問をしてきたのか」、まずはそこに気持ちを向けてあげるべきなのです。例えば、

「マラソンが続いていて、本当に素晴らしいですね。」

こう話しかけてくる人は、その人の中に「運動が続かない」とか「健康管理がうまくできていない」こういった問題意識があるがために、そのような質問をしてくるのです。

であるならば、その気持ちを拾ってあげればよいわけです。

その人も「自分なりには精一杯やっている。でもマラソンまではできていない」、こう思っていて、そこには本人なりの理由がいろいろあるわけです。それは、はたから見たら言い訳に過ぎないのかもしれません。しかし、いかなる行動も本人にとっては「仕方がない」と感じているわけですから、純粋にそ

の部分を評価してあげればいいのです。

「いえいえ、私のマラソンなんて、ただがむしゃらに続けているだけですよ。それより、○○さんこそ、こんなにお忙しい毎日なのに全く体型も変わらないじゃないですか。何か食事面で工夫をされたりしているのですか。」

こう切り返せばいいのです。

すると必ず、相手は笑顔になります。そして、「いやあ、私も運動をしたいんですけどね。ただ、今はなかなか時間も取れなくて。だからなるべく野菜を多く食べたり、飲んだ日の翌日は油ものを控えたりしてるんですよ。」

などと話し出すのです。そして、必ずあなたに対して好感を持つのです。

決して相手を自分の信念や価値観で評価するのではなく、まずは、「目の前の相手にとっては、現在の状況や過去の選択は仕方がなかった」、こう結論づけてあげることが大切なのです。

そしてそこから、今度はその理由を想像し、創造していく。こんなことができると、相手との関係性をかなり円滑なものに変化させることができるのです。

3回目から5回目までは、「私たちが本当に欲しいものは感覚・感情である」という話をしてきました。これは全部で六種類ありました。

私たちが高級マンションに住みたいのも、いい車に乗りたいのも、恋人が欲しいのも、家を買いたいのも、すべてはこの「感覚・感情」のどれか、またはいくつかが組み合わさったものを得るための「手段にすぎない」のです。

そして前回の6回目では「思いやり」について説明をしました。

「思いやりとは相手の欲しい感覚・感情を与える」という話でした。

私たちが、職場などで他人とうまくいっていない時は、まず間違いなく、自分が相手に望む感覚・感情を与えられていないことが原因なのです。

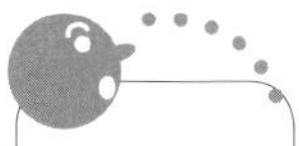

でも人間関係でいえば、その場合はこちらだけが悪いのではなく、相手にだって同じように責任があると思います。

（Eさん　35歳男性　建築業）

おっしゃる通りです。たしかにこれはお互いさまです。相手にだって責任はあるはずです。

しかし、そのように考えていては、結局自分で自分の人間関係を良くしていくことはできないのです。

そうではなく、相手は相手なりに「仕方がなかった」。まずはこう考えることで、相手との関係性を自身の力で、より円滑にコントロールしていくことが大切だと私は考えます。

職場におけるストレスは、人と人との「関係性」を変えることでコントロールすることができる。

このことを理解していただけたでしょうか。

質問です。先生はいつ頃から、こういった考え方をするようになったんですか？

（Fさん　51歳男性　営業職）

いつ頃から……。そうですね。では質問と関係がありそうなので、私自身の話を少しさせてください。

私は「極真空手」という武道を大学に入ってから始め、もうかれこれ17年ほど続けています。この競技の掲げているテーマは「勝負偏重主義」。つまり「勝った方が正しい」というものです。キャリア・体格・年齢、そういったものは一切関係がありません。私は当初、試合で全く勝つことができませんでした。

そして、負けたあとはいつも「自分にないもの」ばかりに目を向けていました。対戦相手が大きかった、あの選手はジュニアの時から実績があった、自分は忙しくて練習時間が取れない、などといった具合です。情けない話ですが、試合で負けるたびに、周囲に、そして自分にも愚痴をこぼしていました。しかし、徐々にですが稽古を続けていくうちに「不満からは何も生まれない」ということに気がついたんですね。

つまり、「じゃあどうするのか」と自分の問題として考えるようになったんです。

できないことや、手に入らないものに焦点を当てるのではなく、今の自分にできることを全力でやるしかないじゃないかと。するとその結果、徐々にですが試合に勝てるようになり、最後は国際試合で優勝することもできました。

皆さんの中には、私の講義を「辛口」だと感じたり、厳しすぎて自分には真似できないな、と感じる方もいるかもしれません。それはもしかすると私が長らく武道の世界に身を置いていることも関係しているのかもしれません。

当たり前ですが、結局人は「自分ができること」しかできないのです。であるならば「自分ができること」だけに焦点を当て全力で取り組んでいく。これこそが、いわゆる巷のどんな「成功法則」よりも大切だと考えているのです。

ライブセッションⅠはこれで終了となります。

２０３頁からのライブセッションⅡでは「あなたの給料はなぜ安いのか?」について考えてみます。

ライブセッションⅠはいかがだったでしょう。私たちが手に入れたい感覚・感情には六種類あり、仕事や他人との関係性において、これらの感覚や感情が満たされるか否かによってストレスの程度もずいぶん変わってくるわけです。

さて、次にスタンダードな心理療法について押さえておきましょう。ここで取り上げる心理療法はきちんと治療的効果が実証されているものばかりですが、薬物療法同様、それぞれに適応と限界があることも知っておきましょう。

考え方のクセを見直す
認知行動療法と新たな展開

心理療法の流派は無数にあります。それぞれに賛同する人たちと批判する人たちがいます。実際、今の自分の悩みに生かせない心理療法は意味がありませんし、Aさんにはとても効果があったからといってあなたにも効果があるとは限りません。また、心理カウンセラーも同じ人間です。「好き・嫌い」「合う・合わない」はあるのです。他人の経験が生かせないのが心理療法です。

心理療法の歴史は古いにもかかわらず、科学的にその有効性が立証されたものは案外少ないのです。現在、うつ病に対する心理療法というと**認知行動療法**が有名です。できごとに対する受け取り方（解釈）を修正して、気分や行動を変えていきましょうというやり方です。

認知行動療法の特徴は以下のとおりです。

心理カウンセリングの基本は、受容と共感といわれます。ひたすらクライエント（来談者）の訴えに耳を傾け（傾聴）、それを受け入れクライエントの気持ちに近づくことです（共感）。認知行動療法においてもこの基本姿勢に変わりはありませんが、時間的に区切られたセッションを通して、今ある問題の解決に向かって客観的に自分を分析し、より適応的なものごとの捉え方に修正していこうとする**クライエント自身の前向きな取り組み**が必要です。精神分析のように無意識について何か解釈するというようなことはありませんし、治療者とクライエントの間に生まれるさまざまな感情（転移といいます）を取り上げるようなこともしません。

さて、改めて認知とは何でしょうか。

見る・聞く・理解する・覚える・考える・他人とコミュニケーションする……など、周囲に起こったできごとを受信（インプット）し、それを自分の脳の中で処理し、送信（アウトプット）する一連の流れを**認知**とよびます。

周囲に起こったできごとは、事実そのものであり、それ以上でもそれ以下でもありません。ところが私たちはその事実にいろいろな意味づけをしてしまいます。例えば、拡大解釈をしてしまう、すべて自分が悪いと思い込んでしまう、逆に悪いのは全部相手だと思ってしまう、自分は嫌われていると思う、失礼なヤツだ、自分はもっと大事にされるべきだ……などなどです。同じことを頼まれても「利用されている」と被害的に捉える人もいれば「人の役に立っている」と考える人もいます。どちらが良いとか悪いとかではありません。人によって受け取り方は皆違うのです。

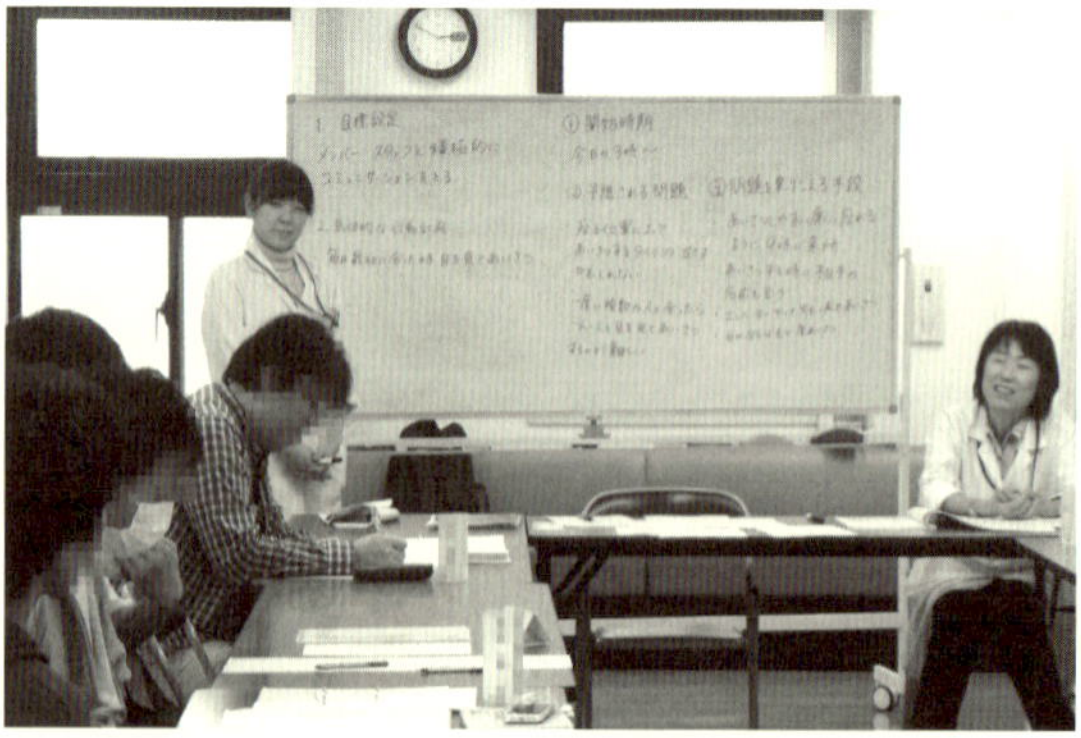

集団認知行動療法

事実に対する意味づけの違いによってそのあとに生み出される感情が人を上機嫌にも不機嫌にもし、発言や行動に大きな違いが生じます。認知行動療法はこのできごとに対する考え方のクセに焦点を当て、実際に紙に書き出してみることで問題点を整理し、自分自身の考え方のクセを客観的にながめ、望ましいと思われるあり方に軌道修正していく作業です。

では、この独特の考え方のクセは、いつどこで身につけてきたものなのでしょう。もって生まれた体質や気質といったものも関係しますが、まっさらなこころで生まれた私たちはいろいろな価値観やものの見方を成長と共にインストールされていきます。ほとんどは生まれてこのかた接してきた親兄弟親戚一同、近所のおじさんやおばさん、学校の先生や友達、先輩後輩、好きだったあの人、テレビやラジオやネットや本……キリがありませんが、やはり身近にあって影響を受けた誰かということになるでしょう。だから個人個人、違いがあって当然ですが、やはり一番は親ということになるでしょう。

認知行動療法は優れた心理療法ですが、「宿題」をはじめとして相談者

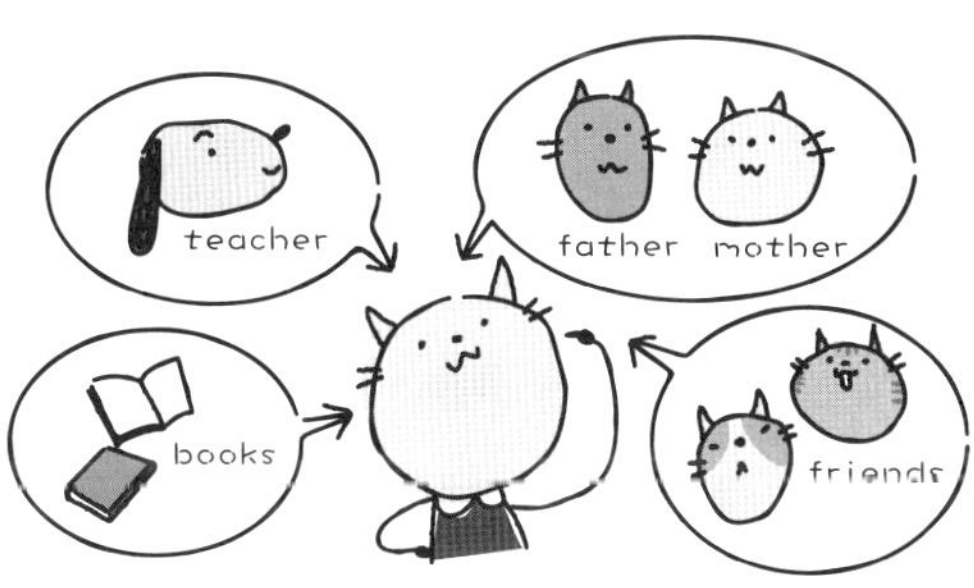

の能動的な参加態度が要求されます。もともとうつ病の方は、真面目で几帳面な性格ですので、一生懸命取り組もうとします。大変結構なことなのですが、あまりに頑張りすぎて結果が出ない、つまり逆に「認知を変える」ことにとらわれてしまって「変えるべき」という「べき思考」が発動してしまい、「変われない自分」に失望し自己嫌悪に陥る方もいます。ものごとを多角的に捉え、より適応的な生き方を目指すはずの認知行動療法に逆に縛られてしまうのですね。また、よく誤解されるところですが、認知行動療法ではいつもプラス思考にせよということではありません。

うつ病の患者さんはしばしば不安障害を合併しています。不安は外界の敵から身を守る一種の本能的な警告であって、よくないと決めつけるべきものではありません。しかし、不安が強いとものごとのよい面が見られなくなります。バランスの取れた見方や考え方、そしてなにごとも「ほどほど」が大事だということになります。

「自分を知ろう」という心理療法プログラムの時間に人生曲線（ライフ・ヒストリー）を書いてもらうことがあります（図）。休職に至った過程を振り返る作業というのはよくやるのですが、ここでいうライフ・ヒストリー（自分史）とは自分が生まれてから現在までを振り返ってみるのです。横線より上は自分にとってハッピーだったこと、逆に下のほうは不幸だったと思うことです。普通の人は、いじめに遭ったことや不登校だったことなどは、嫌な思い出として残っていると思います。受験に成功したとか恋が実を結んだことなどは良い思い出であることが多いでしょう。

今まさに、うつになって休職してしまったことを、これまでの人生で最悪と考えている方もいますが、さまざまなリワーク（復職支援）プログラムや他の患者さんとのディスカッションを通して何か月かたった後に、また同じようなことを書いていただくと、マイナスに思っていた過去の出来事は、実は自分にとってプラスだったのではないかと捉え方が変わる方もいらっしゃいます。

また、これまでの人生で、どん底状態からプラスに転じたのはどのようなことがきっかけだったのかを振り返ることも大切です。時間が自然に解決してくれたのか、誰かに相談したのか、いろいろな情報を集めて勉強したのか、転職したのか、転居したのか……とにかくあなたはサバイバルしてここまで生きてきたのです。

今回の経験も、今後困難な事態に遭遇した時に役立てることができるといいですね。

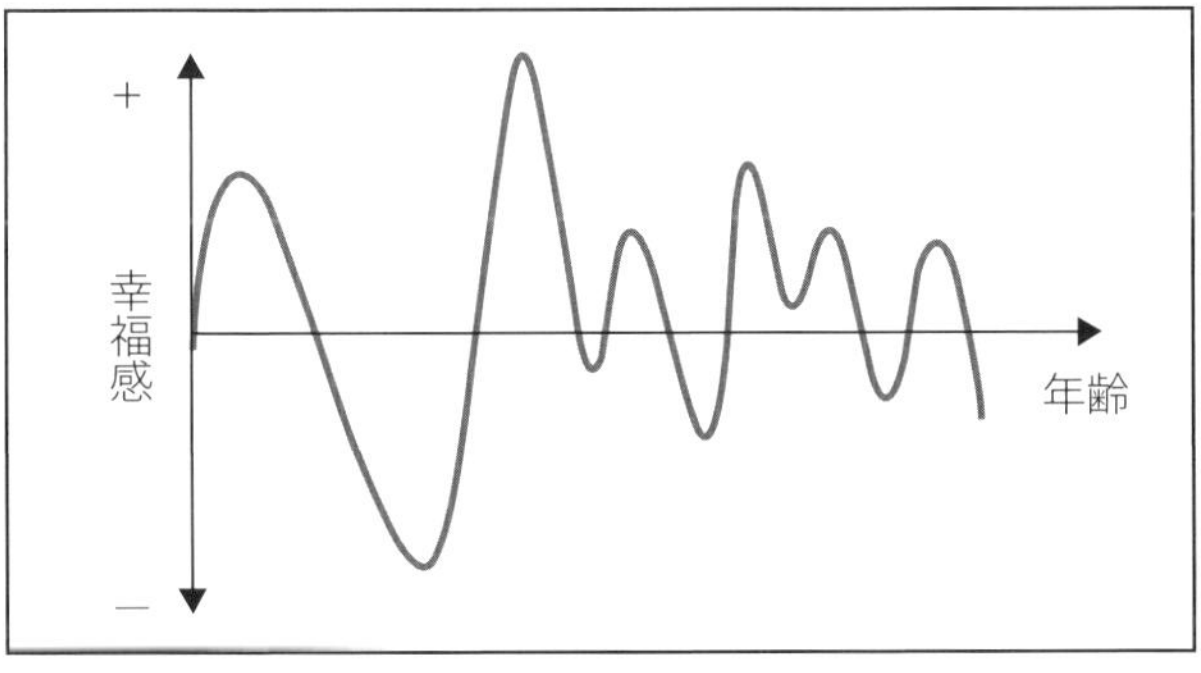

人生曲線

コラム❹
「イヤミなあの人」への対処法

世の中には、顔を合わせる度にイヤミな発言を口にしてくる人がいます。

「もうちょっと綺麗な靴を履いたらどう？」

「なんでコンタクトじゃなくてメガネなの？」

「さっきの、会議中の発言だけど……」

こうした発言をしてくる人は、実は自分の自尊心を満たすために発言していることが多いものです。しかし、

「ほっといてください。」

などとあなたが反論しようものなら

「お前のためを思って、言ってやっているのに！」

「人が親切心からアドバイスしているのに！」

などと言い出すのです。

職場で自分より上の立場にこのような人がいると、本当に不愉快です。

かといって、その人の忠告に対して

「ご忠告、ありがとうございます。」

などと、へりくだろうものなら

「前から思っていたんだけどさー、……」

「だからお前はいつまでたっても……」

などといった話が新たに始まりかねません。

では、こういった人にはどう対処したらよいのでしょうか。

そもそも、こういう人というのは、常に自分の存在価値に何かしらの不安感を抱いているのです。

そして、それを埋めるために立場上の弱者を攻撃し、自身の優位性を確認しているのです。

意地悪な発言を相手に「できる」という上下関係から、無意識に自分の存在価値を感じようとしているのです。

そうであるならば、それを逆手に取ってみればよいのです。

（間違ってもこれらのことを本人に「指摘」などしてはいけません。その「指摘」が当たっていればいるほど、相手は認めないだけでなく、もっと激しい怒りを向けてくるからです。）

これには、二つの柱で対処すればよいのです。

それは、哀れみと沈黙です。

もし、あなたがイヤミな人に何かを言われたならば、

まず
「またアナタですか……」

と哀れみの表情を浮かべるのです。

「本当にかわいそうな人なのですね。」

と、そう、完全に上から目線で接するのです。聞こえよがしに「タメ息」をつくのも有効です。マブタを2秒程度ゆっくりつぶるのも悪くないでしょう。

そして、同時に徹底した「沈黙」をするのです。あなたはこの時、決して言葉を発してはいけません。

「沈黙」することで、相手の「不安感」を揺さぶるのです。

すると、何が起きるでしょうか。

相手は理解不能となり、勝手にこちらの心理を「深読み」し始めるのです。

その結果、相手の深層心理には強い「不安感」があるがために「自分は嫌われているのかもしれない」などと考え出すのです。

これで、多くの場合、相手はしばらく、あなたには嫌なことを言ってこないかもしれません。

それどころか、お世辞を言い始めたり、場合によってはお土産まで持ってきたりすることもあります。

雄弁は銀、沈黙は金。

実社会においては、ディベートテクニックなどで相手を論破することよりも、沈黙の「タイミング」やその「効果」を心得ていることの方がよほど大切だといえるのではないでしょうか。


（山下悠毅）

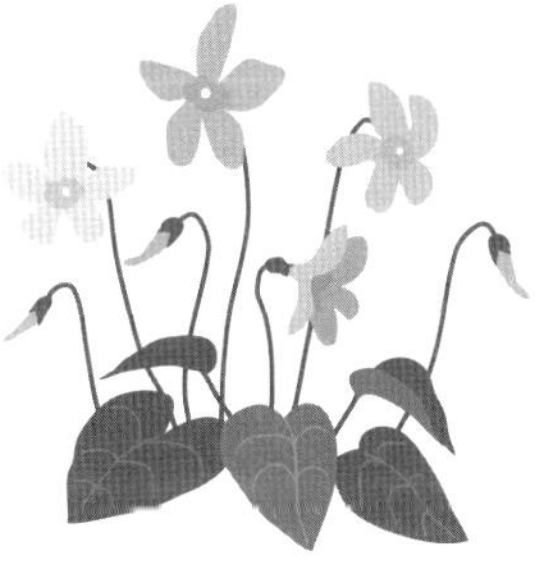

うつになりやすい思考のクセ「○か×か」「～べき」「～ねば」

仕事を終えバスに乗り家路につこうとすると、ちょうど小学生の集団が塾を終えて同じバスに乗り込んで来ることがあります。バスという狭い空間の中で友達とふざけあって大きな声をあげてチョコチョコ動き回っている光景にイラっとする瞬間があります。こちらが疲れていたりすると余計そう思うのかもしれません。このイライラの元にあるのは「公共の場では人にメイワクをかけるべきではない」という「私の常識」かもしれません。

実際、酔った男性の乗客が「静かにしろ！　子どもでも公共の場では静かにすべきだ！」と怒鳴っていたことがあります。「君たち、バスの中だから、少し静かにしなさい」と注意するのがおとなの対応かもしれませんね。

「売り上げが伸びない」と部下に腹を立てる上司がいます。「部下が結果を出さないことが原因だ」と上司は言うでしょう。しかし、上司が腹を立てる原因はそこではないのです。腹を立てずに別のやり方で部下を指導し売り上げを伸ばすことができる上司もいるからです。

「成績がよいことが人生を決める」「トップでなければビリと同じ」と本気で思っている人は、返された答案用紙が80点だったらがっかりするでしょうね。でも「試験は合格点が取れればまずまず」と思っている人にとって80点は「やったー！」でしょうし、あと20点分を分析する余裕が生まれるでしょう。80点という同じ事実に対して気分も行動も変わってくるのです。つまり、80点という事実が直接気分や行動に影響を与えているのではないということがわかると思います。軽快な気分は体の動きも軽快にします。良い波及効果が生まれます。逆に、事実と気分が直結していると考えると、今、自分の気分が悪いのは現実の環境が悪いからだと考えがちです。つまり「悪いのは周りだ」思考に陥りがちです。他罰的な人に「幸せ感」は生まれません。

現実世界では、よいと思われることや一見よくないと思われることや意味のないことが次から次へと起こり、それを自分なりに解釈して感情が生まれ、行動に反映されます。

うつ病になりやすい人はその事実の解釈において、独特な思考法をしがちです。たとえば、白か黒か、○か×か、全か無か、善か悪か、正しいか間違いか、完璧か全滅か、成功か失敗か、快か不快か、天国か地獄かなど二つのうちどちらかに決めつける二分割思考があります。これは、良い方向に働くこともありますが、柔軟性に欠けるという点で、生き方を窮屈にしがちです。

繰り返しますが、認知行動療法は、いつもプラス思考にせよということではありません。物事の捉え方や考え方にはいくつか選択肢があって、その場面に応じて柔軟に現実に応じることができるようになることが目標なのです。

認知行動療法は、アーロン・ベックというアメリカの精神科医が始めたとされていますが、今から半世紀以上前にアルバート・エリスという臨床心理学者によって理論化された論理療法（論理情動行動療法ＲＥＢＴ）という心理療法が、認知行動療法の元祖といわれるものです。

アルバート・エリスが始めた論理療法の基本にＡＢＣ理論というものがあります。

ＡＢＣとは、次のことを指します。

A= Affairs（Activating Event）=できごと

B= Belief（ビリーフ）=思い込み、信じ込み

C= Consequence =結果、結果として起きる感情や行動

「Aという事実をBというフィルターを通して見るのでCという結果になる」という公式のようなものです。

ここで強調されるのは、「事実」と「推測」を区別することです。

「雨が降っている」のは事実です。

「だからイヤな天気だ」は信じ込みです。

同様に、「多忙」と「ストレス」、「ストレス」と「うつ病」は直接結びつきません。特殊な環境におけるストレスは別として、日常のストレスは皆が抱えているのです。

よくある思い込み（B）として、

「〜すべきだ」Should

人には好かれるべきだ（人に嫌われるべきではない）

約束は必ず守るべきだ
時間は守るべきだ
失敗すべきでない
仕事は完璧にこなすべきだ
いい学校に入るべきだ
妻は自分のことをすべてわかっているべきだ
部下は上司に従順であるべきだ
上司は部下の話をよく聞くべきだ
客は丁重に扱われるべきである　など……

「～ねばならない」Must

恋人（夫・妻・子ども）は何でも自分の言う通りにしなければならない
いつも正直でなければならない
仕事をふられたら断ってはならない
いつも誰かに愛されていなければならない

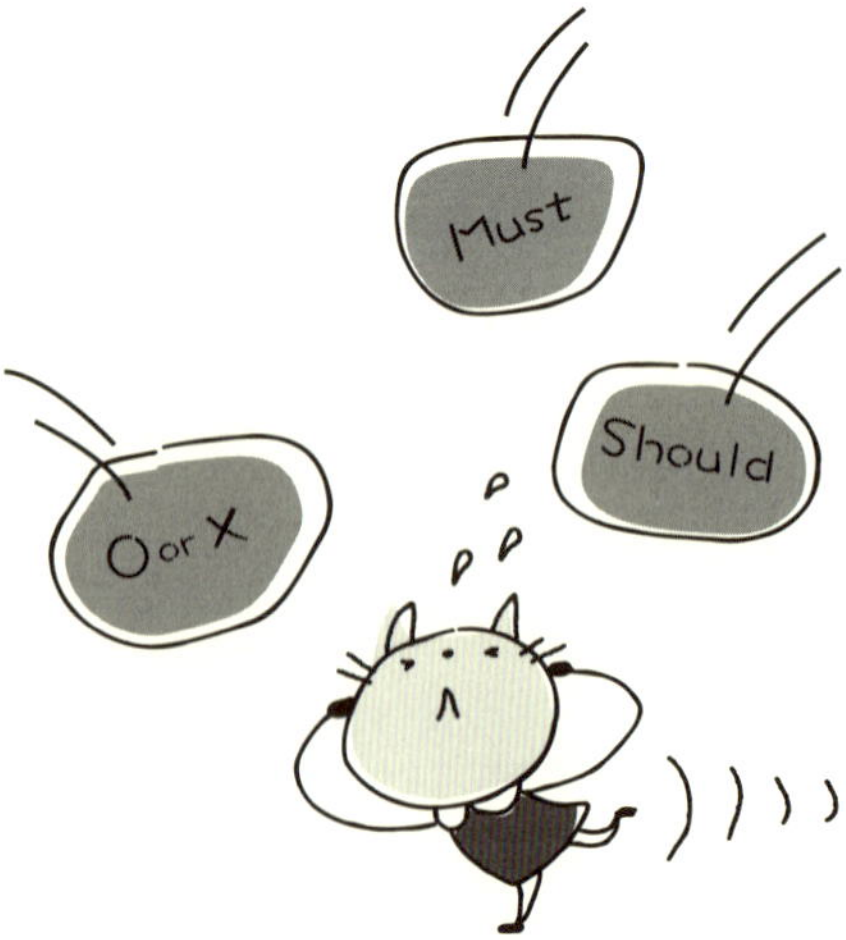

他人に非難されるようなことをしてはならない

みっともないところを他人に見せてはならない　など……

例えば、「いつも人から好かれていなければならない」なんて現実には無理ですよね。ところが本人も無理を承知で、実際の場面では、いつもの考え方のクセ（信念・ビリーフ）に基づいた思考が脳裏をよぎるのです（自動思考）。これは無意識ではないのですが、なかなか気づきにくいものです。フィルターや色めがねを通して見ているという自覚もないのです。

「～ねばならない」を「～であったらラッキー」「～であることにこしたことはない」と考えられるようになれば少し楽になれると思うのですが、「じゃあ、人に嫌われていいのか」「約束は守らなくていいのか」と正反対に振れるようでは、これまた「全か無か」「○か×か」のバランスを欠いた発想法になってしまいます。

自分や周囲の人をハッピーにさせる考え方が好ましいわけで、

困っている人には声をかけてあげることにこしたことはない

語学が得意であることにこしたことはない
奥さんは料理が上手であるといいなあ
リストラされたからといって人生終わりということでもない

といったように、もともと頭をよぎった「ねば思考」「べき思考」やそれに類似したイメージについて、

いったいそう考えた根拠は何なのか？
現実とズレていないか？
果たして合理的な考え方か？

考え直してみることです。仮に事態が悪くなったとして、最悪何がどうなるのか、他に打つ手はないのか、冷静に論理的に考えてみましょう。つまり何となくフィーリングやあなたのイメージで判断するなということです。

うつ病の人は完璧主義者が多いので、自分の欠点や不完全なところに敏感です。何事も１００％ＯＫであることも１００％ＮＧであることもないことがわかるといいのです。うまくいってないところ

ばかりに目を向けるのではなくて、自分を認めてあげることも必要です。

過去を見て後悔ばかり、未来を見て不安ばかり……とうつ病の人はとらわれがちです。過去の事実そのものは変えられませんが、その事実に対する解釈は変えられます。未来はこの時点から変えていけばよいのです。

焦点を当てるべきは「**現在**《いま》」なのです。

もっと詳しく知りたい方は左記をお読みください。

『人生哲学感情心理療法入門―アルバート・エリス博士のＲＥＢＴを学ぶ』

菅沼憲治（編著）　静岡学術出版

コラム❺

「嫌いな人」がいるあなたへ

「職場に嫌いで仕方がない人がいて悩んでいます。

「嫌いな人と、どう接すればいいのでしょうか。」

この問題を解決するには、まず嫌いとはどういうことなのかを考えてみる必要があります。

しばしば、「好き」の反対語は「無関心」だといわれます。まさしくその通りでしょう。

「好き」とは、対象を非常に強く意識する感情だからです。

では「嫌い」とはどういうことなのでしょうか。

実は、「嫌い」も対象に強い関心を抱く結果生まれてくる感情です。

そういう意味では「嫌い」の反対語も無関心といえるでしょう。

これを踏まえた上で、社内の嫌いな人について考えてみると、どうなるでしょうか。

（もちろんその方が、社内の全員から嫌われているのであれば、あなたの認識は正しいのでしょうが、そのような方がいつまで職場に残れるかは疑問です。）

なぜ、あなたはその人に対して無関心でいられないのでしょうか。

なぜならその人は、あなたが、最も我慢していることをしている（できている）人だからです。

例えば、太っている人を執拗に非難する人は「もっと食べたいなー」と常日頃考えている太り気味な人と相場が決まっています。

遅刻する人を最も嫌う人は、睡眠不足の中、目をこすりながら「もっと寝ていたかったなー」と思いながら定時前に出社してきた人です。

遊び人の男を「女にだらしがないヤツ」と非難する男性は、気持ちの冷めた相手とズルズルと仕方なく付き合っている男性かもしれません。

もし、太り気味の人が、自転車通勤を始め、自然と痩せたならば、その人はいつのまにか太っている人に対して無関心になります。

早寝早起きをして、朝から元気に出社し成果を上げている人は、遅刻してくる人が視界に入ることがありません。

本当に好きな女性と付き合えている男性は、遊び人の男を素直に「モテますね」と認めることさえできるのです。

つまり、あなたが嫌いな人というのは、実はあなたが目をそらしている問題意識そのもの、といえるのです。

もしあなたが、自分の問題にしっかりと取り組み解決できたならば、あなたはその人の嫌いな部分には無関心になれるのです。さらに次には、その人のよい部分が見えてくるのです。

「あいつは最近、イイ感じになった」などというセリフを言う人をたまに見かけますが、実は本当に変わったのはその人自身の場合が多いのです。

人はいつでも、他者の一部を切り取り、そこを見てその人を判断しています。

すべてがいい人、すべてが悪い人、というのはこの世に存在しないのです。

どこを切り取って見ることができるか、それはあなたの現状次第なのです。

（山下悠毅）

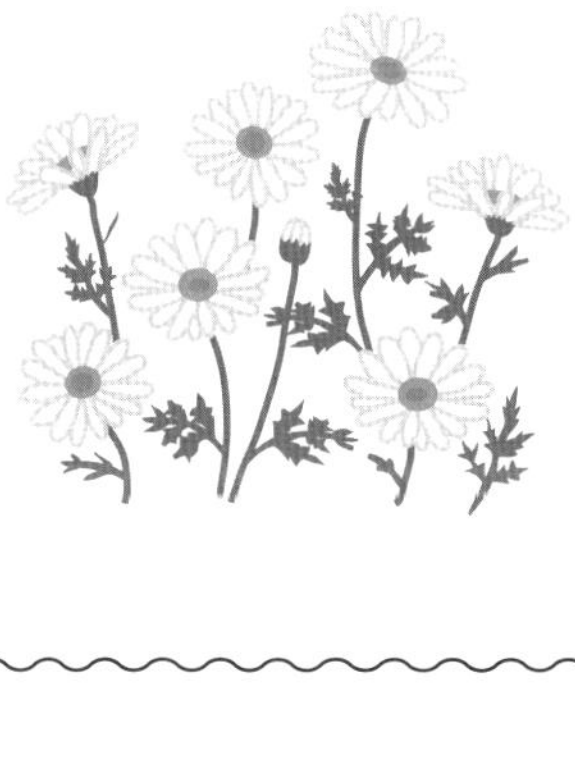

それは本当に真実か？認知の歪みに気づく

朝ゴミ出しに行って隣りの奥さんに会ったので「おはようございます」と挨拶をしたところ無視された。そこで、自分は嫌われていると思い込み、ひどく落ち込んでしまい、その隣りの奥さんに会うのが怖くて翌日からゴミ出しに行けなくなったという主婦の方がいます。ここで、「ひどく落ち込んだ」のも「翌日からゴミ出しに行けなくなった」のも原因は隣りの奥さんでもその奥さんに無視されたことでもありません。

この方がもともともっている「人に嫌われてはならない」という信念・ビリーフが脅かされたために過剰に反応してしまい、悲しくなって不安感や恐怖感に襲われ、行動も萎縮してしまったのです。悲しくなるというのは、何かを失ったことと同じです。喪失体験は、ますます気持ちを弱くします。

「人に好かれるにこしたことはないけれど、嫌われたって仕方のないこともある」と考える方が現実的で合理的で健康的ですよね。いちいち気持ちが大きく揺さぶられることもなさそうです。隣りの奥さんは別のことに気を取られていたかもしれないし、考えごとをしていたのかもしれないし、急いでいてあなたが視野に入らなかったのかもしれません。

一番よいのは相手に確認してみることですが、仮に、本当にその奥さんに嫌われていたとしても、嫌われた理由を検討して次のアクションを起こせる時間とこころのゆとりが生まれるようになるかもしれません。現実的な対処ができるようになります。

そもそもこの世の中、自分の思い通りにいくことなんて滅多にないのですから、「ねば思考」や「べき思考」でいつも通そうと思っていたら、しょっちゅう落ち込んだりイライラしたりパニックになったりしていなくてはならないのは当然ですね。このような思考に縛られていると大変「生きづらい」です。

厄介なのは、これら「ねば思考」や「べき思考」は自分ではなかなか気づきにくい点です。そのときふっと頭をよぎる悪魔のささやき、それを修正し再構築していくには自己観察と練習が必要です。

では、ここでよく見られる**認知の歪み**の例を挙げておきましょう（表）。

表　よく見られる認知の歪み

1	全か無か思考	物事に白か黒かをつけないと気がすまない。完全（100点）でなければ全部ダメ（０点）と、極端に捉えてしまう。グレーゾーンを許せない。
2	一般化のしすぎ	あるひとつのうまくいかない事実を取り上げて、自分はなにをやってもできない、これからも同様の結果になるだろう、と広範囲に結論づけてしまう。
3	こころのフィルター	良いこともたくさん起こっているのに、悪いことだけに注意が向いてしまう。
4	マイナス思考	出来事を客観的に捉えられず、些細な出来事をマイナスに考えがちである。
5	結論の飛躍	a）こころの読みすぎ：根拠もなく、人が自分のことを悪く思っていると思い込む。 b）先読みの誤り：理由もなしに将来を悲劇的に考えたり、事態は悪くなる一方だと決めつける。
6	拡大解釈と過小評価	自分の失敗や欠点など、都合の悪いことは大きく、成功や長所は小さく考え、コンプレックスを抱きやすい。
7	感情的決めつけ	そのときの自分の感情に基づいて、現実を判断してしまう。憂うつな気分は現実の反映と捉える。
8	すべき思考	「……しなければならない」「……すべきでなかった」と自分の行動を制限し、罪の意識や葛藤・怒りを感じる。
9	レッテル貼り	ミスや失敗の中身を冷静に検討することなく、自分や相手に短絡的・感情的に「落伍者」のレッテルを貼る。
10	個人化	なにか良くないことがおこると、自分に責任がないような場合でも、すべて自分のせいにしてしまう。

これまで述べたように、この中で最もよくあるパターンで、人生を生きづらくしている考え方が、一番目の「全か無かの思考」です。自分の中に厳格な法律のようなものがあって、常にそれに考えや感情や行動が縛られているのです。これは、うつ病だけではなく、いろいろな依存症やメンタルヘルスの問題と関わりがあります。ものごとを中途半端にしておけない、すぐに結果を出したい（知りたい）、あいまいな状態に耐えられない、早く決着をつけたい……よくわかります。でも時には、待つこと、辛抱すること、あいまいさを許すこころの広さが思考や行動を暴走させず、冷静な判断を促すことになります。世の中の多くはグレーゾーンですが、そういったグレーゾーンを自分なりにどう受け入れていくかというところが一つのポイントです。急《せ》いては事をし損じるといいますが、中庸の精神を保つことは極端に走る以上に難しく、「静」と「動」、「緩」と「急」を意識して鍛える必要があるのです。

また、この表を見て気づくことは、**認知の歪みというのは、他人の目から見て自分はどう映るかを過剰に意識している**という点です。うまくできない自分を責めたり、必要以上にコンプレックスを抱いたりするのも、実は他者目線なのですね。同じ場面であっても人の感じ方や行動の仕方が異なる原因の一つは、こんなところにもありそうです。

他人の目線ではなくて、「わたし」の今の気持ちはどうなのか、相手ではなくて「自分」はどうしたいのか、どうしてもらいたいのかを「I（わたし）」を主語にして語れるといいですね。

「あの人は不愉快な人」ではなくて「わたしは、あなたが○○○をするとイヤに感じます。悲しいです。残念に思います。」

「あいつはダメな奴」ではなくて「わたしは、キミが○○○をもう少し直した方が仕事にミスがなくなると思うよ。」……と「I」を主語にして伝えると、人格否定のような感情論にならず、より具体的で相手にとっても修正可能な範囲の建設的意見になります。

相手の気持ちを傷つけず、かつ自分の言いたいことはきちんと伝える第一歩です。そして他人から批判されることを怖れず（批判されるほど関心を持ってもらえているのです）、それがもっともな意見であるならば素直に受け入れる勇気が必要です。

会社や組織で仕事をしていれば断りたくても断れない場面も多いですね。恋人ともデートをしたい、家族サービスもしたい、趣味に時間をかけたい……とジレンマに悩まされます。そのようなときも相手の気持ちを傷つけず、自分の意思をはっきり伝える技術（アサーション）が必要です。「自分もＯＫ、他人もＯＫ」であることをアサーティブな自己表現といいます。お互いに歩み寄るためには、プラン

Bやプラン C を準備しておくことが必要です。そもそも予定通りにものごとは進まないと思っていれば、最初のプランが拒否されたからといって「もう人生も終わりだ」と嘆いているヒマはないはずです。

しょせん「幸せ」など個人の気分のあり方です。「幸せ感」とは「ほのぼの感」「やすらぎ感」「晴れ晴れ感」「安心感」「充足感」「達成感」「お得感」「リラックス感」「万能感」「一体感」「恍惚感」「清潔感」「躍動感」「所属感」「お役立ち感」「フリーダム」……など人によっていろいろありそうです。ものごとや他人の悪い面ばかりを見ていたら人生「幸せ」なはずがありません。「実は、ひょっとしたら違うかも」と考え直すヒントが認知行動療法にあることはこれまで述べたとおりです。

もうひとつ大事なことがあります。どのような「幸せ感」であろうと、「幸せ感」を求めて花を咲かせるには、土を耕し、種

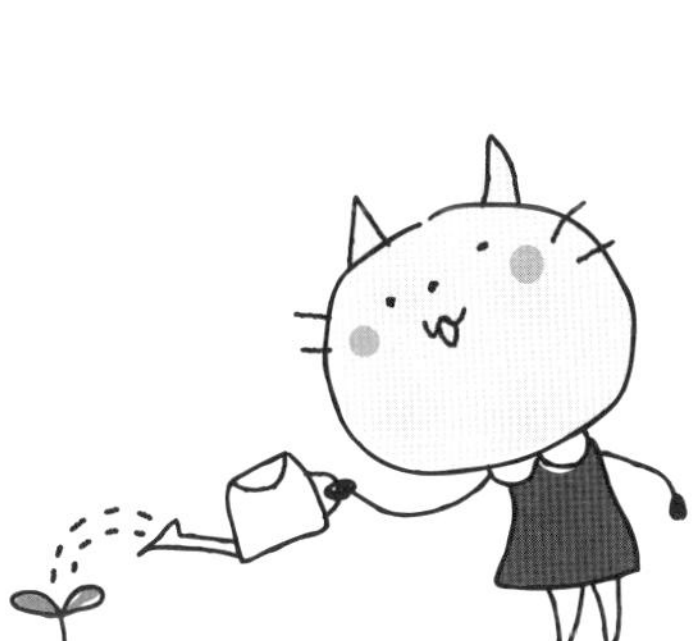

を蒔き、水をやり、雑草を取り、害虫を駆除し、天気の心配もしなければなりません。

それでも、やっと咲いた花はいつまでももってはくれません。

Aという花を咲かせたら次にBという花を咲かせる準備をし、次にはCやDを咲かせる努力や工夫が必要になります。

最初「サイコー！」と思っていた「幸せ感」などすぐに色褪《あ》せていくのです。最初の刺激が強ければ強いほどそうなのです。

スポーツの世界でも、芸術の世界でも、学問の世界でも、ビジネスの世界でも、トップの座に上り詰められる人はほんの一握りです。しかも黄金期といわれる時期が長くないのも事実でしょう。

だからといって、凡人はどうせ一生懸命やってもしょうがないという発想は、人間どうせ死ぬのだから何をやってもしょうがないと最初から何もしないというのと同じです。でも、それをこころから望んでいる人はいないのではないでしょうか。

話は戻りますが、「幸せ感」とは、あなた個人がどう感じるかということです。人を幸せにする前にあなた自身が真の意味で幸せになることです。ここで、「幸せ感」とは「いま、ここ」を真剣に生きること、感じることであると教えるのが次に説明するマインドフルネスです。

コラム❻
「おめでとう」とこころから言えないときに

例えば高校受験や大学受験で、
例えばスポーツの大会で、
例えば親友の結婚式で、
自分の状態や結果がかんばしくない時に、
仲間や親友が、望む結果や立派な成果をおさめた時、
私達のこころはどう動くのでしょうか。
自分がうまくいかなかったならば、仲間にも「うまくいかないで欲しい。」
どうしても、私達のこころの奥底では、こんな邪心めいたものがうごめいてしまいます。
口では「おめでとう」などと言いながらも、本心からではない、本心とはほど遠い発言をしている自分に対して嫌気がさします。嫌気がさしている自分（なぜこころから祝福できないのか）に対してまで嫌気がさしてしまうのです。
もちろん、共に失敗し傷をなめ合うことなど、それこそ御免こうむりたい。
それでも、どうしても仲間の失敗を望んでいる気がしてならないのです。
いや、そこまではいかなくとも、なぜか、大切な仲間なのにも関わらず、こころの底から成功を祝福できないのです。
こんな時、私達はどのように自分のこころと決着をつけていけばよいのでしょうか。

私たちは『物質』の世界と「こころ」の世界を「ゴチャ混ぜ」にしてしまう傾向があります。

「物質」の世界とはこうです。

例えばここに「あめ玉」が10個あり、友人と二人で分けあう状況を想像してみてください。

もし相手が「3個」取ったなら、自分の取り分は「7個」です。（10－3＝7）

もし相手が「8個」取ったなら、自分の取り分は「2個」になります。（10－8＝2）

小学1年生の算数です。なぜこの計算式は常に成り立つのでしょうか。

それは「物質」の世界では「総量は常に一定」だからです。

自分が多く取れば相手の取り分は減り、逆もまたしかりです。

しかし「こころ」の世界となると、この「法則」はまったく当てはまらないのです。

コラム❻　「おめでとう」とこころから言えないときに

私には3歳になる息子が一人います。

私は、自分の持っている100%の愛情で、この「息子」に接しています。

私の持っている愛情（単位はなんでもよいのですが「愛」とします）の総量が「100愛」とするならば、現在、息子への愛情は「100愛」です。

ではここで、もし、もう一人子供が生まれたらどうなるでしょうか。

子供が二人になることで、私の愛情は分割されて「50愛」「50愛」となるのでしょうか。

もちろんそんなことはありません。

二人の子供への愛は「100愛」と「100愛」になるのです。

当然です。もう一人子供ができたからといって、最初の子供への「愛情」が減るはずはないのです。

そう、「こころ」の世界では、「物質」の世界と異なり「総量」に制限はないのです。

強いて言うならば「無限大」といえるのです。

「物質」の世界に生きている私達は「幸せ」にも「総量」があると何となく思っているのです。

先に述べた「あめ玉」の計算式のように、仲間の「幸せ」が増えると、どうしても自分の「幸せ」の取り分が減ってしまうのでは、と怖れてしまうのです。

それだけにとどまらず、この「錯覚」は「自分の未来への結果」に対しても悪影響を及ぼします。

なぜならば、あなたは「無意識レベルで」自分の「幸福」が仲間を「不幸」にしかねない、だから結果を出してはいけないなどと考えてしまうからなのです。（仲間意識が強い人に見られやすい傾向かもしれません。）

「こころの世界」に総量はないのです。

まずは、安心して仲間の「成功」や「幸せ」を祝福しましょう。

すると不思議なことに、仲間の「幸せ」そのものが、あなた自身の「幸せ」を増幅させてくれることに気づきます。

そして同時にその行為は、あなた自身の「成功」に歯止めをかけていたブレーキを外すことにもつながっていくような気がしてならないのです。

（山下悠毅）

ありのままを感じるマインドフルネス

アメリカやイギリスでは、軽いうつ病に対しては薬よりまず認知行動療法が選ばれており、その効果も実証されています。うつ病だけでなく、ストレスに関連した不安障害や依存症、パーソナリティの問題、統合失調症など認知行動療法の応用範囲は拡がっています。医療分野に留まらず、産業保健、司法、教育分野などにおいても、その役割は大きいといえます。

また、一般の方が、認知行動療法の基本的な考え方を知っておくことは日常生活で役に立つと思います。

認知行動療法についてはたくさんのすぐれた書物が出版されています（例えば大野裕『はじめての認知療法』講談社現代新書）ので、関心のある方は参考にされてください。

さらに、バージョンアップした認知行動療法は、アクセプタンス・コミットメント療法（ACT）、機能分析心理療法（FAP）、そして弁証法的行動療法（DBT）などと呼ばれ、認知行動療法は、もはや心理療法の一技法ではなく、神経生物学的視点での脳の機能改善効果にはじまり、DNAのレベルまで効果メカニズムの検証が進んでいます。

これら第三世代といわれる認知行動療法の潮流の元にあるのは、古くから日本人にも馴染《なじ》みがある**「禅」や「瞑想《めいそう》」の思想を取り入れたマインドフルネス**（気づき）というものです。従来型の認知行動療法が、クライエント自身が主体的に働きかけることにより事態を変えていこうとするのに対して、マインドフルネスは、あえてハッピーになろうとせず、あえて正しくなろうとせず、無理にプラス思考をしようとせず、気にしないと努めることもせず、避けようとせず、不安は不安のままに、葛藤は葛藤のままに、**「いま、ここ」での感覚を掛け値なしに受け入れる**ことを目指すのです。

木の葉が小川のせせらぎに乗って流れていくのを岸辺に立って静かに眺めている感じです。一つひとつの木の葉が、不安であり、葛藤であり、怒りであり、悲しみであったりするのですが、それに巻き込まれたり、とらわれたりしないことなのです。

実は、私たちは、目の網膜に映った映像を映像のままに受け取っていません。耳の鼓膜を振るわせた音を音のままに受け取っていません。街を歩いていれば、あの人ダサイ服だね、人混みはうんざりだ、今のスポーツカー何だっけ、子どもがうるさいなあ……と、連想ゲームのように考えが浮かびます。目や耳などの感覚器を刺激した映像や音声にすぐに解釈が入り、考え（思考）につながるのです。

考えれば考えるほど、ネガティブな思考がグルグル頭の中を駆け巡り、出口のない袋小路に入り、ポジティブな行動を妨げるのがうつ病です。

マインドフルネスのポイントは、**考えることではなく感じること**です。

「いま、ここ」を価値判断することなく受け入れることです。

雑念が浮かんでくることは仕方ありません。無理に変えようとするのではなくて、そのままにさせておきましょう。

「待たされた」「失礼な態度を取られた」「メールの返事がこない」など、イライラ感や不快感をいつまでも手放せない原因は、もはや最初の出来事のせいではなくて、あなたにいつまでもそのことを手放せない心のクセがあるからです。いさぎよく

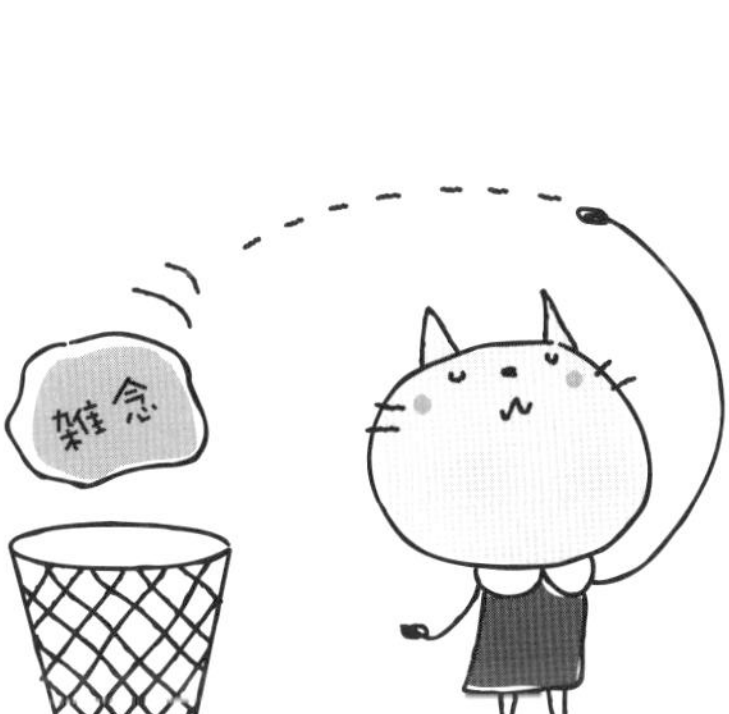

手放すことで心の動揺は収束に向かいます。

それにはどうすればいいのでしょう。

不安や悲しみや怒りや嫉妬や後悔などといった**ネガティブな感情を避けようとしたり、取り除こうとしたりするのではなく、むしろ味わい尽くす**のです。そうすることで新しい視界が開け、広い視野から本質的な気づきが生まれ、合理的な行動が取れるようになります。

なぜなら人は、さまざまな不快なできごとに対して**習慣化された心のモード**が立ち上がります。解決に向かうものであるならば結構ですが、往々にしてそれが生きづらさの要因になってしまいます。特にうつになりやすい方では、マイナス感情はさらに深くなり、尾を引き、悪循環にはまってしまうのです。早くこんな状態から抜け出したいと焦れば焦るほど、考えれば考えるほど、「いま、ここ」が見えなくなり、パターン化された自動思考に何度も何度も翻弄されてしまいます。水面に上がり安堵の呼吸をしたいのに水中から足を引っ張られるホラー映画のようなものです。怖いですねー。

これは「どうするべきなのか」に心を奪われ、そのときの「感情→思考→行動」という一連の対応（反応）が状況に対して合目的ではないために、現実とのズレに悩まされ続けてしまうせいなのです。

マインドフルネスでは、「この状態を変えなくては」とあわてて動いたり、一喜一憂することなく、身体感覚も含めて**「いま、自分はどうあるのか」に集中し、受容し、許容せよ**と教えます。心のあり方だけでなく、身体感覚も含めてです。です。このように感覚モードをシフトすることで、自分は感じたものをどのように処理しているのか、どのような状況になると感情に巻き込まれグルグル思考に陥りやすいのか、それを立て直すにはどうすればよいのか、などが少しずつ感じられてきます。

マインドフルネスは認知療法の一技法ですが、認知療法がより意識的にネガティブ思考から現実適応的な考え方へのチェンジを目指すのに対して、マインドフルネスでは、いま、この瞬間に意識を向け、ありのままを受け入れることで、ネガティブな自動思考を発動させない、あるいはそこから抜け出すスキルを身につけるのです。すると客観視されたネガティブな感情は氷が解けるように姿を失います。正体がわかると恐怖は恐怖でなくなるのです。水中から足を引っ張っていたのはワカメだったのかもしれません。

そうすれば、もはや不安や恐怖から逃げまどう必要はなくなり、泰然自若の心理状態になります。自分で自分の感情をコントロールできるゆとりが生まれます。真のリラックス状態といってもよいでしょう。こうしてはじめて「これからどうするのか」を正しく判断できるといえます。

人は、感じることと考えることは同時にはできません。

考えるのではなく、ありのままに感じる時間を持つことは有意義なことなのです。

マインドフルネスの具体的なやり方に興味をもたれた方は、ぜひ左記の参考図書をお読みください。

『ビジネスマンのための「平常心」と「不動心」の鍛え方』

藤井英雄　同文館出版

光を放ち続ける日本発祥の森田療法

森田療法は森田正馬《まさたけ》によって大正時代に創始されたわが国オリジナルの心理療法ですが、世界的にもその有用性が認められている優れた心理療法です。認知行動療法と同様、その適応範囲も広がり、技法もさらに洗練されてきています。問題の原因にはあまり光をあてないというのも特徴です。というのは問題を「原因→結果」という直線的な因果関係とは見なさず、らせん状に循環するものと考えるからです。

森田療法では落ち込んだ気分や不安や怒りの感情などは自然なものと捉え、それ自体を変えようとはしません。認知行動療法がものごとの捉え方を修正し感情（気分）から行動を変えていこうとするのに対して、森田療法は所詮自分でコントロールできない感情などというものはいったん棚上げにしておきます（引き受け放置する＝あるがまま）。怖いものは怖い、不安な時は不安、それは仕方ない。しかし、ぎこちなくていいから、完全を目指さなくていいから、行きつ戻りつでいいから、声がうわずっても、手や足がガタガタ震えても、頭の中が真っ白でも、心臓がバクバクしても、息が苦しくても、ぶっ倒れそうになっても、とにかく一歩踏み出してみる、あまり頭でっかちにならずとりあえず来た列車に乗ってみる。それが赤道直下の大砂漠に向かうのか北極のツンドラに果てるのかはわからないけれど賭けてみるのです。プレゼンの目的は噛まずに発表することではなく、伝えたい内容をなるべく正確に伝えることです。司会の目的は盛り上げることではなく進行役・調整役です。本来力点を置くポイントを勘違いしていませんか。

人間、悩むこと自体はあたりまえであって、成長に不可欠であることはすでに述べました。しかし、同じ悩みに振り回され続けることはエネルギーの消耗になるだけです。

同じ悩むでも正しく悩む必要があります。

正しく悩まないとは変えられることを変えようとせず、変えられないことを一生懸命変えようとすることです。

その最たるものは感情です。直接感情に働きかけて快適な感情に変えることはできません。人前で話すのが苦手な人は大勢いますが、そのようなシチュエーションで襲われる不安や緊張や落ち込みといった自分にとって好ましくないと信じている感情の背後にあるものは「人前で話す時は堂々としていなければならない」「大きな声ではっきり話さなければならない」などといった過剰な自意識です。

その不快な気分がなくなったとしたら、「大勢の人の前でも堂々と自信をもって話ができるのに」という、よりよく生きたいという前向きなエネルギー（欲望）があるのも事実です。人は誰でも快を好み不快を避けたいものです。不快な感情が生まれればそれを何とか排除したいと思うのは当然かもしれません。対人恐怖の人ほど、「人とうまく付き合いたい」「人と仲良くしたい」という気持ちが強いものです。よりよく生きたいという気持ちとそれを阻んでいる不快な感情の狭間《はざま》でジレンマに襲われます。ところが排除しよう排除しようと思えば思うほどその感情に注意が集中し、より敏感に感情の動きを察知し手放すことができません。マインドフルネスの説明にあったように、本来、何かネガティブな感情が浮かんでも放っておけばやがて減衰していきます。ところがその感情に集中することでかえってネガティブな感情を刺激し増幅させる結果になってしまうのです。不快な感情をなくすことで立派なスピーチをしたいと思っていたのに結果は逆になってしまいますよね。不快な感情と格闘するのは無駄なことです。森田療法は、人間本来の「よりよく生きたい」という欲望を、治療を通じて実現するという点が特徴です。

完璧主義者といわれる人がいます。例えば、万全にしてからでないと「こと」に臨めないと思ってしまうのです。新しいことを始める前に、山のように参考書や資料を集めてきても、石橋を叩きすぎてチャンスを失う人がいます。無様《ぶざま》な自分を他人にさらけ出したくないと思っているのです。故にプロセスを楽しむことができなくなります。始めたらすぐに富士山の頂上に立っていなければイヤというのと同じです。目標は大切ですが、そこに至るプロセスを楽しめないと途中で挫折してしまいますよね。仮に頂点に立ったとしても「幸せ」とは感じられません。

新しいことにチャレンジすることを尻込みするのは、よくあることです。素の自分では認めてもらえないと思うとどうしても行動が萎縮してしまいます。ブレーキをかけている羞恥心や取り越し苦労などの不快な感情は、よりよく生きたいという欲求と表裏一体ですから片方だけをなくすことは不可能なのです。だから感情は放っておくのが得策です。

勝ち目のない不快な気分と闘わないことです。

もやもやと漂っていても取り除いてしまおうとしないことです。共存していることです。無理にいじくり回さないということです。それにはどうするか。症状を消し去ることよりも、症状をとりあえず棚上げしておくことです。イヤイヤながらも本来の目的に向かって、まずは小さな成功体験を積み重ねることです。自分から他人に話しかけることが苦手な人は、皆より早く出勤して挨拶からはじめてみたらいいのではないでしょうか。たいていの人は挨拶を返してくれるでしょう。返してくれない人がいてもいいのです。返してもらうことが目的ではないのですから。

このような小さなことから始めて、これまでのもやもやした感情を断ち切るきっかけになるかもしれません。断ち切ることができれば人生は劇的に変わることもあります。精一杯やっている自分を評価してあげましょう。六〇点主義でいいのです。この体験的理解こそ最も大切な要素です。行動することによってフレッシュな感情が生まれていきます。人と顔を合わせないように遠回りをしていた自分、ひきこもっていた自分、現実逃避のために酒やパチンコに溺れていた過去の自分よりレベルが上がりました。感情に振り回されるのではなく、その背後にある「よりよく生きたい」という欲望という視点からストーリーを書き替える作業、そして、**あるがまま**、それが森田療法の真髄なのです。

【参考図書】『生きる力 ― 森田正馬の15の提案』帚木蓬生　朝日新聞出版

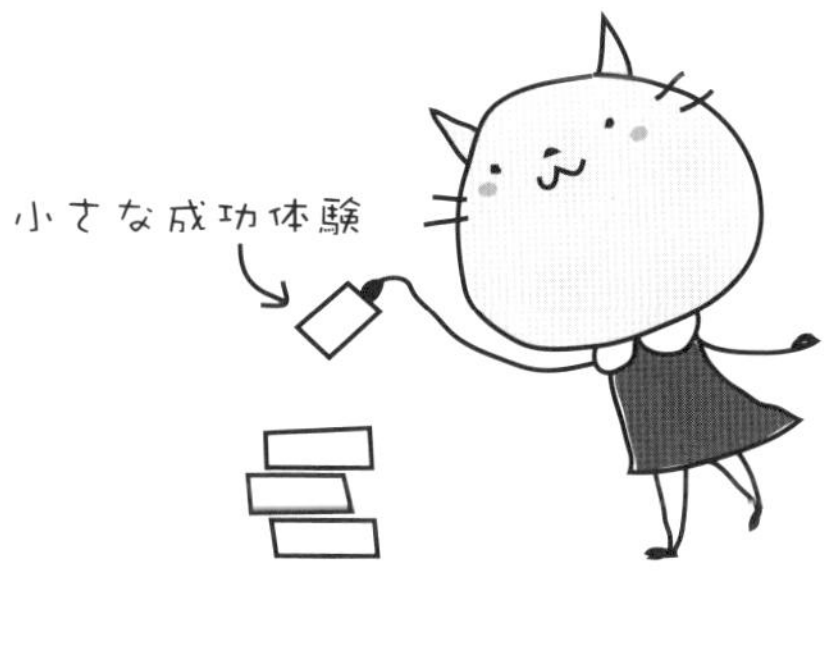

コラム7
「Thanks to」の教え

「thanks to」という英語の熟語があります。

高校生の頃、英語を勉強していて、私は、この言葉をとても不思議に感じていました。

当時、英語の辞書には

thanks to ～

① ～のおかげで

② ～のせいで

といった訳が載っていました。

当時の私には、まったく反対の意味を併せもつ「言葉」が存在する理由を理解することができなかったのです。

例えば、

Thanks to you , I lost my lover.

この文章は

「あなたのせいで、大切な恋人と別れてしまった。」

とも訳せますし、

「あなたのおかげで、うまいこと恋人と縁を切れた。」

とも訳せてしまうのです。

つまり、その状況の背景を知りえないと正しく訳すことができないのです。

でも今、私はこの言葉が大好きなのです。

それは、この「thanks to」が意味する真意が、私の勝手な解釈ではありますが、すべての物事に「善し悪し」は存在せず、それを決めるのは「自分次第」である、ということだからです。

アメリカに、ある一卵性の双生児にまつわる有名な話があります。

彼らの父親には多くの犯罪歴があり、酒に酔うとすぐに家族に暴力をふるい、度重なる服役の後、最後は死刑になってしまいます。

そんな父親を持った双子でしたが、彼らはまったく異なる人生を送ることになるのです。

双子の兄は酒におぼれ、連続強盗を繰り返し、ついに50歳で終身刑になってしまいます。

一方、弟は奨学金を受け大学へ進み、55歳の時には一流銀行の重役へと上りつめます。

この二人が60歳になった時にテレビの取材が入り、インタビュアーが二人に同じ質問をしました。

「なぜ、あなたは今この状況にいると思いますか？」
すると、驚くことに二人はまったく同じ言葉を述べたのです。

Thanks to my father!
（あんなオヤジだったら、こういう人生を送るに決まっているだろ！）

まったく同じ遺伝子を持つ双子の人生を分けたのは
「父親のせいにする」＝「自分の人生の責任を他人のせいにする」
という考え方と
「父親を反面教師にする」＝「自分の人生の責任は自ら負う」
という考え方の違いだったのです。

この双子の話は自分には無関係と感じられるかもしれませんが、じつは私たちにも当てはまるのです。

コネがないから、美人でないから、体が弱いから、親が厳しかったから、家が貧しいから、勉強が苦手だから、昔いじめられていたから、……

こんなセリフ、誰しも一度は言いわけとして考えたことがあるのではないでしょうか。

しかし、すべての物事に「善し悪し」の事実は存在しないのです。

自身にふりかかる出来事を「言いわけ」として一生使うのか、「成長へのステップ」として活かして使うのか、それらはすべて自分で決められることと、この「thnaks to」という言葉は教えてくれている気がしてならないのです。

（山下悠毅）

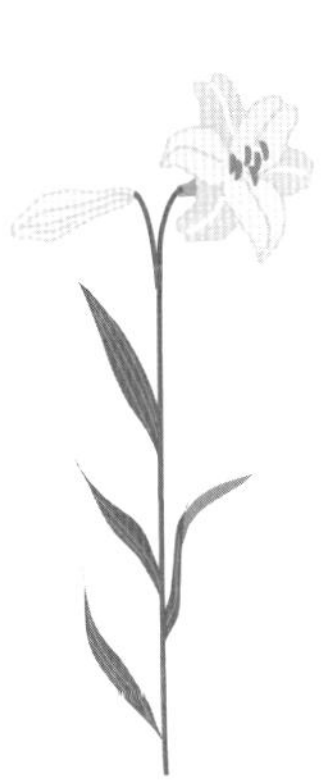

あなたにとって安らげる場所はどこですか？

あなたの居場所はどこでしょう。

居場所とは安全地帯です。

あなたの居場所はどのように変化してきたでしょう。

こども時代のあなたを思い浮かべてください。

学校で先生や友達と過ごした教室、校庭、グラウンド、体育館、通学路、家族といた場所、そのほかにもあなたにとっての居場所はあったでしょうか。

思い出の居場所にゆったりとした時間が流れていたとすれば、それだけであなたは幸せでした。

今あなたが受け入れられ、安心感を得られ、自分を表現できる居場所があるとすればそれだけで幸せです。

もちろん毎日がハッピーなわけはありません。けんかをしても誰かのことで悩むことがあっても、自分も相手も肯定し感謝する気持ちで一日の終止符を打つことができるなら幸せです。

失敗してもみじめでも、そこから何かを得られたら何もしなかったよりずっと幸せです。欠陥のない家族は存在しません。でも家族が向きあって話し合える場があるなら幸せです。

居場所は成長に伴い姿を変え、新しい居場所が増えたり減ったりしていくものです。他者と交わる場所も大事ですし、一人になれる場所も大事です。

「いきがいには、安心を得られる『居がい』（人とともにある状態）が確立されてはじめて目標へ向かうための『行きがい』が動きだし限りなく『生きがい』が拡がっていくのです。」

（島崎敏樹『生きるとは何か』岩波新書）

残念ながら、最近は、安心できる居場所で過ごしてこられなかった人たちが増えています。

家族の生活時間帯がそれぞれ異なって会話が減ったり、虐待などの生育環境の悪化、陰湿化するいじめ・不登校・保健室登校、インターネットや携帯電話やゲーム機の浸透による生のコミュニケーションの希薄化、モラルの低下……ネットの世界が居場所という人も多いと思いますが、相手の顔が見えないことからも多くのリスクをはらんでいることはご存知のとおりです。

居場所が不安定ですと、人と安定した信頼関係を結ぶことが難しくなります。自分の重要感が感じられなくなります。つまりは、劣等感だらけの人間のように思えてきます。

例えば、いじめの構造は複雑ですが、子どもの頃に受けたいじめ体験をずっと引きずっていて対人恐怖を抱えている人がよくいます。社会人になり、職場の上司から強く叱られたことが過去のいじめ体験を思い出させたり、同僚が怒鳴られている光景がまるで自分ごとのように頭から離れず出勤できなくなる人もいます。

承認欲求には、他人からの承認欲求と自分で自分を承認する欲求との二種類があることを説明しました（49頁参照）。自分で自分を認めるために必要なのは、他人から認めてもらっているという安堵感や自信です。

子ども時代であれば、学校という居場所で友達から認められているという意識がなければ自己肯定感を育てることはできず、劣等感を抱えることになります。

一方で少子化が進み、親子、特に母子関係の密着度の高まりにより、過剰に庇護された環境で育つと依存欲求が満たされたまま成長し、かつては思春期に克服すべき発達課題（通過儀礼）を経ることなく、たいした葛藤を抱くこともなく青年期に取り組むべき課題が先送りされ、社会的な適応力が阻害されるケースも多いといえます。このような場合、本人にとっては一見家庭は安心できる居場所と映るかもしれませんが、環境の変化への適応力や柔軟性に欠けます。居場所は複数あり、かつ、ある程度流動的であることが望ましいのです。

例えば、表面上は何事もなく学校時代を過ごし、結婚もし、家庭生活も順調であった好青年が、30歳前後に自立を余儀なくされる場面に立たされた時期に、仕事上の葛藤や人間関係をきっかけに危機的な状況を迎えることが少なからずあります。

子どもの自立を阻む親は、過干渉か無視かのパターンが多いといわれます。では、どのような育て方が理想的なのかという疑問が湧きますよね。でも、それ自体がもう、こう育てるべき論になってしまいます。子どもをコントロールしようとしています。親にできることは、なるべく子どもに実体験の機会を与えることかもしれません。あとは、子ども自身が選び、育っていくのを見守り続けることでしょう。劣悪と思われる環境に育った子どもでも、ハンディキャップを背負った子どもでも、たくましく生きている子どもはたくさんいます。子どもが成長できるチャンスを奪ってはいけないのです。

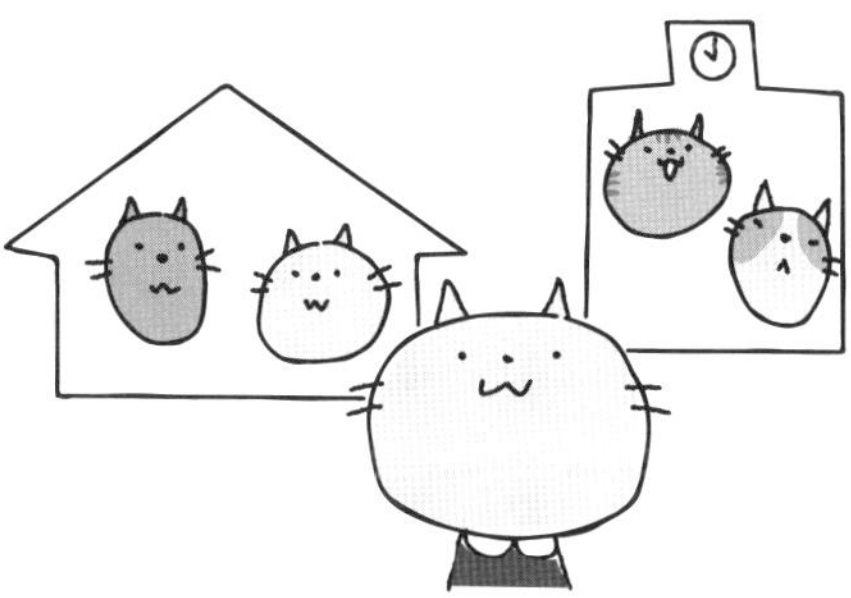

コラム❽

人と人との間

ユーミンがまだ荒井由実だった一九七四年に発表されたセカンドアルバム「ミスリム」。そこに収められている「海を見ていた午後」に登場するカフェレストラン「ドルフィン」を目指してJR根岸駅から長くカーブする坂を上っていきます。

かつてのドルフィンからは、歌詞のとおり、遠く貨物船が行き交う広々とした海が一望できました。

陽が落ちると工場の夜景が窓の外に浮かび上がり、それを眺める二人の姿が店内の照明をバックに窓ガラスに重なっていくのです。いま思い出しても、なんてロマンチックな光景だったのでしょう。

しかし、そこが二人の最後の別れの場所でした。

「唄の歌詞のようにはいかないわね」と言った彼女の言葉が今でも思い出されます。

「もう一度話し合おう」「やり直そう」「君のために何でもするから」……

そんな言葉が頭の中でリフレインしても、現実には何も言える雰囲気ではありませんでした。

まだ恋についても愛についても何もわかっていない頃のせつないできごとです。

こんなことはどこにでも転がっている話でしょう。

でも、そのとき勉強したことは、人の心は移ろいやすく、それに抗うことはとても難しい、つまり人の心をコントロールすることはできないし、間違っているということでした。

これは、ゆるすということにつながるのではないでしょうか。

相手をゆるすということよりも自分をゆるすということです。

それには、かなり時間はかかりましたが……。

人をコントロールしたいという欲求が一番如実に表れるのは恋愛ではないでしょうか。

自分の思ったように、期待したように相手に行動してもらいたいと思うでしょう。

いつでもどこでも自分が望むように相手が動いてくれるなんて、不可能とはわかっていながら、です。

わかっていながら、それがエスカレートすると、相手の行動をすべて監視したり、ふだんなら気にも止めないようなことが相手への不安材料や攻撃材料になります。

あるいは、自分自身の健康を害する行為に走ったりします。

恋愛ほど、最初から最後まで人間関係を学べるチャンスはありません。

人と人が相互に依存しながら助け合って生活していくというのはふつうにあることですし、人間何かしらに依存しなくては生きていけません。自立している者どうしが互いに助け合っているというのは、よりよい方向に力が発揮されることが多いといえるでしょう。

ところが世の中には、相手に迷惑をかけること、心配させること、相手にとっては迷惑をかけられること、犠牲になることが、それぞれの生きる証になって、ぎくしゃくしながらも平衡を保っているおかしな関係があります。

相手に罵られても、暴力を振るわれても、離れられない関係です。

相手を振り回し、相手から振り回されることで逆に相手を支配していることが生きがいに変わってしまったのです。

典型的な例として、アルコール依存症者とその妻の関係があります。

酒に溺れ働くこともできなくなった夫を妻が面倒を見ることで、夫は妻にたよらざるをえなくなります。妻は自分に頼らざるをえなくなった夫を結果的にコントロールすることになります。

一方、夫は自分が「飲む・飲まない」で一喜一憂している妻を支配しているという見方もできるわけです。

このような「支配する・される」といった歪んだ二者関係を「共依存関係」と呼んだりします。

人間関係への依存の基底にあるのは、「相手にはどうしても自分が必要であり、また必要とされている」という強い思い込みです。

そのような人間関係でしか自分の存在意義を見いだせないと思い、結果、自らがその人間関係に依存して

コラム❽　人と人との間

しまい、お互いの不健康な面をさらに悪化させ、共に破滅に導いていることに気づかないのです。恋愛関係も共依存関係になりがちです。

なぜでしょう。

共依存症者は自己評価が低いために、人に認められることによってしか満足を得られず、そのために人の好意を得ようとして自己犠牲的な献身ぶりを発揮し、その人との関係性から離れられなくなります。

そのため、人からの承認を過剰に求めます。

依存症者も共依存症者もお互いが自分の本当の人生を生きていないのです。

母子関係も共依存におちいりがちです。

母親が子どもも自分と同じ気持ちであると勘違いしてしまい、子どもの気持ちを代弁するようになってしまうと、誰の感じ方なのか、誰の考え方なのか、誰の問題なのかが明確になりません。

よかれと思って誰かのためにしていることが、実はその人（とくに夫や子ども）の自立を妨害していませんか。そしてあなた自身の人生も……。

執着することではなく、信頼と愛情をもって（できれば無償の愛で）手放すことはとても勇気のいることですが、成熟したおとなにしかできないことなのです。

- 酒びたりの夫とどう付き合えばいいのでしょうか?
- ドラッグをやめない息子にどう話せばいいのでしょうか?
- 浮気が治らない夫にどう接すればいいのでしょうか?
- 聞く耳をもたない上司（あるいは部下）にどう対応すればいいのでしょうか?
- 去って行った恋人に仕返しをしたいのですが?
- 自分をクビにした会社に腹いせをしたいのですが?

あなたの抱える問題についても、勇気をもって手放すことで解決できることがあるかもしれません。

（深間内文彦）

うつの人はいつも何かにイライラしている

うつの人はいつも何かにイライラしていることが多いものです。電車に乗ってもコンビニで並んでも街を歩いていても、いちいち目や耳に入ったもの、あるいは偶然触れられたことにもイラッとくるのです。しかし、それには伏線があることが多いのです。朝出がけに奥さんとケンカした、仕事がはかどらない、ミスばかりしている、上司に怒鳴られた、パチンコで負けた、彼女（彼氏）にフラれた、昨晩飲み過ぎて頭痛がする……そのような前提があることが多いものです。イライラ感情の手前には、失望・落胆・悲しみ・自暴自棄などの感情が存在するのです。

もう少し深く考えてみましょう。

ここに共通して見えてくるキーワードは**自己愛**です。

自己愛は読んで字のごとく自分を愛する心、すなわち自分を大切なものとして扱う気持ちで、大切なこころの働きの一つです。

周囲の人々から承認され必要とされているという自覚があれば自分もまんざらではないなと機嫌よくいられるわけです。

『「甘え」の構造』という著書でよく知られる土居健郎氏は、互いの自己愛を満たすことによって良好な人間関係が成立すると説明します（土居健郎『「甘え」の構造』弘文堂）。

ところが甘えたい気持ちがうまく受け入れられない時には、自分は相手から拒絶されたと感じ、イラッとしたり、うらんだり、ひがんだり、妬んだり、すねたりといった被害者意識をもちやすくなります。

「不機嫌」は、自分の思い通りにならないことに、根底で腹を立てているのです。**思い通りにならなくて腹が立つのは、思い通りになるべきだという強い思い込みがあるから**です。

ですから、「こうあるべきだ」という気持ちが強い人ほど、期待感が大きいだけに、拒絶されたときや、思い通りにものごとが進まなかったときの失望感は大きく、マイナスの感情が積もりに積もっていきます。結局、健全な自己愛が育たないことになります。

慢性的な不機嫌の元にある鬱積《うっせき》した感情が何であるかに気づき、認めることができれば不機嫌さは減るにもかかわらず、不機嫌な人はストレートに伝えることをしません。ストレートに伝えるとは、キレることではありません。そもそも不機嫌な怒りをそのまま相手にぶつけてもスッキリしませんよね。不機嫌な人は、その代わりに**他人が自分の今の気持ちを察してくれるのをひたすら待ちます**。プライドがあるからです。しかし、わかってくれるハズでは周囲はわからないのです。よく、夫婦なのだから以心伝心、などといいますが、こんなところからお互いの気持ちにすれ違いが生まれてくるのでしょう。

自尊心が高いということはしばしばプライドが高いと表現されます。自分を高く評価しているということですので、それ自体は決してマイナスではありません。安定した自尊心をもっている人は他人の評価に一喜一憂することなく、必要とあらば他人に教えを乞うことも厭《いと》いません。立場が変われば人の求めに応じて、できることは進んで手助けをします。「自分もOK、他人もOK」と認めているからです。これは自信と言い換えることもできますが、若いとか金持ちだとか会社の社長だとか、外見や肩書きに基づいた自信というものは不安定になりがちです。いつまで若いか金持ちか社長か、保証がないからです。プライドは虚勢やうぬぼれにつながりがちです。プライドという鎧《よろい》をつけて守りに入ろうとするからです。失うことを怖れているからです。素直な自分が出せなくなります。

また、承認欲求が満たされなかったために、人をコントロールしたいという万能感を求めたがります。自分が思ったように人が動いてくれればたしかに気分はいいでしょう。しかし現実はそれほど甘くありません。二四時間三六五日、自分を満足させてくれる人はいません。自分の期待通りにならないと意地悪をしたり、嫉妬したり、復讐したり、攻撃的になったりと、エスカレートしていくことさえあります。

他人をコントロールしたいという欲求はどこから発生したものなのでしょうか。この世に生まれてからずっと育ててくれた母親（あるいはそれに代わる人）は圧倒的に大きな存在でした。おなかがすけばおっぱいをもらえ、おむつが汚れれば自動的に察してくれました。無力な赤ん坊時代はそれが当然でした。母親に限らず周囲の皆が可愛い可愛いとチヤホヤしてくれました。これといった親との衝突もなくこころに葛藤もなく時は流れ、成人になっても相変わらず親と一体化したまま、組織という社会に船出する若者が増えました。昨今では、社会人になったくらいでは、まだ親からの心理的な自立は難しいようで、親が会社に電話してきては、「息子は体調が悪いので今日は休むと言っています」とか「うちの娘に一日五〇本も電話を取らせるとは何事だ」などと言ったりして、事態は深刻なようです。

いろいろな物や人に対する渇望や行為をうまく操縦できなくなったのが「依存症」といわれるものですが、ゲームや買い物やいじめや虐待から、民族間あるいは国家間の紛争や戦争に至るまで、**根底にあるのは際限のない万能感を求める支配欲**です。依存症という病気では、「求めるもの」それ自体より「**求める思い**」が先行していますから、「求めていたもの」が手に入っても何の解決にもなりません。要求はエンドレスになります。もし、「求める過程」で誰かに妨害されたと思うと被害者意識が高まり攻撃的になったりします。

このような極限状態に至る前に引き返せればよいのですが……。

例えば感情が高ぶってきたと感じたとき、パニックに陥りそうなとき、このままいくと危ないなと感じたときには、意識して一拍おきましょう。

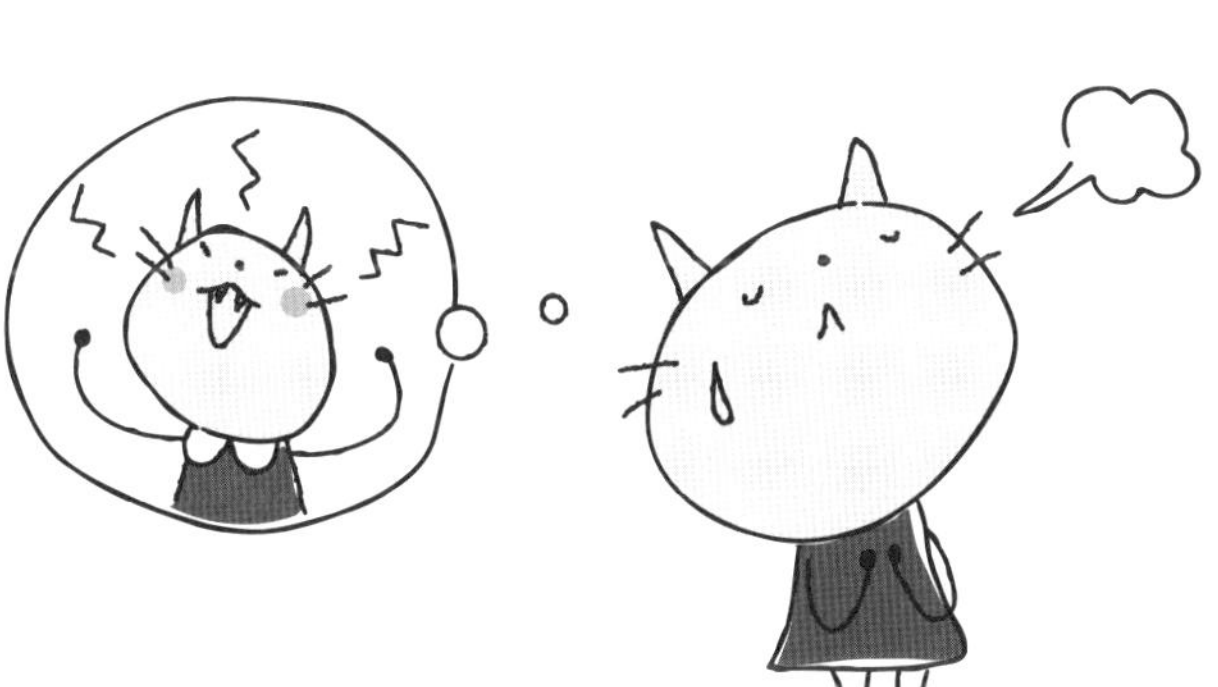

可能ならその場から退きましょう。

ゆっくり深呼吸を数回繰り返すだけでもいいのです。

人間は、その瞬間にはひとつのことしか考えられないので、数を数えるだけでもいいのです。その場をうまくやりすごし、かわすことで、冷静になれるチャンスが生まれます。

でも、まずは、最初の段階で自分自身の感情に気づけるかどうかが鍵ですね。

それには、すでにご紹介したマインドフルネスの手法がとても有効です。

自分自身の「いま、ここ」の感情を冷静に見られるもう一人の自分が必要です。


ヒートアップすると相手も熱くなってきます。

笑顔で接すれば相手も穏やかになります。

感情は伝染しやすいのです。


書道家の武田双雲は、「上機嫌は社会貢献だ」と述べています（武田双雲『上機嫌のすすめ』平凡社新書）。

何かいいことがあったから上機嫌になるのではなく、**上機嫌だからうまくいく**のです。上機嫌だと寛容になれて許容範囲が拡がり、人とのコミュニケーション（雑談力）も向上します。人に優しくなれるからです。

こんなこと、ほんとうは皆わかっているのです。
素直にありのままに生きられる人生は何と気持ちが楽でしょう。

コラム❾
「やる気」ってなんだろう？

行きつけの床屋さんから聞いた話です。

定年退職したお客さん、頭の特定の部分の髪の毛が薄くなったそうです。

円形脱毛症ではないのです。やることがなくなって朝から晩まで一日中ソファに横になって肘掛けに頭をのせてテレビを見るのが習慣になってしまったため、肘掛けにあたる部分だけがすり減ったらしいのです。テレビがお守役ですね。

一方で、定年になって、自分がこれまでやりたかったことが思い切りできるとボディビルに熱中している人もいるそうです。ムキムキ筋肉と白髪が何ともアンバランスだそうですが……。

どちらも特殊な例としても、定年になってとたんに老け込む人と、ますます生き生きして、新たに学ぶ意欲に燃えてくる人っていますよね。

年をとるとどうしても考え方が硬くなって保守的になります。

新しい環境に溶け込むのも一苦労なのは、よくあることです。

こころもからだもいつまでもしなやかな柔軟性を保つ秘訣は、ひとつの世界にだけ生きないことだと思います。

もちろん職場は大きな世界ですね。家庭もそうです。地域や趣味のサークル、人によっては学校時代のつながりもあるでしょう。

ワーカホリック（仕事中毒）、一途な姿は結構ですが、ひとつの世界にだけ生きていると、それが行き詰まったとき、終わってしまったとき、危ないですね。

こっちがダメでもあっちがあると思えると、こころのゆとりが生まれます。

とはいえ、その場しのぎのイージーなやり方で世界を拡げるのは逆効果です。

私は幼い頃、水が怖かったのです。よく憶えていませんが、母親からお風呂でシャワーのお湯をかけられながら、ほとんど息もできないまま髪の毛をシャンプーされるのがトラウマだったのかもしれません。

当然、水泳は苦手でした。夏の体育の授業で水泳の時間になると適当な理由をつけてサボっていました。プールから逃げることしか考えていなかったのです。

ところが、私が通っていた小学校は最低25メートル泳げないものは特別修練と称して、夏休みの一時期を学校指定の海の学校に行かなければいけません。とにかく何が何でも25メートル泳げるようにならなければ人間として認められないという試練があり、水泳を避けてきた私は当然その関門をくぐらなければならないはめに陥ったのです。

海の学校の師範は一生懸命、懇切丁寧な指導をしてくださり、お陰でなんとか25メートル完泳という快挙をクリアできたのでした。

しかしながら、師範には申し訳ないものの水嫌いは改善することなく、25メートル完泳の思い出はひとときの安堵と退却精神とともに置き去りにしてきました。

さて時は流れ、私はどっぷり中年期に入り、やれ中性脂肪が、やれコレステロールがと人間ドックで指摘されるに至り、一念発起、ここは何かせんとヤバイと考えるようになりました。

そのとき、これまで一番苦手だったことにチャレンジしようと思ったのです。

それが水泳です。

それまでかろうじて週に一度くらいはジムに通ってはいましたが、マシン中心でした。幸いにも私が通っていたジムにはプールもありました。新調の海水パンツを履いて、いざトライ。いうまでもなくまともに泳げるわけはありません。それからは必死の日々でした。

とにかくプールサイドの人（監視員）から呆れられないような泳ぎ方ができるようになりたいという、他人の目を気にしたさもしいきっかけから、ここはやはり先達に教えを請うことに決めました。どの道を選んでもそうでしょうが、進めば進むほど奥は深いものです。究めるなんておこがましいことはいえません。やればやるほど次の課題が待ち構えているのです。エンドレスなのです。

しかし、ひとつうまくいくと次のステップをクリアしたいと思えてくるから不思議です。下手は下手なりにそこに新しい世界がひとつ増えたことは事実でした。それをきっかけにもっともっとハマりまくり、トライアスロンやスクーバダイビングに手を出すという暴挙に出てしまったのです。

ひょっとすると依存症レベルかもしれませんが、人に特別メイワクをかけているとは思えないのでよしとしましょう。

トレーニングの厳しい点は、最初の意気込みもさることながら、継続できないとすぐに元に戻ってしまうということです。恋愛と似てますね。


そしてついにダイビングクラブに入った私は大きな発見をしました。

海の中の感動的な美しさはもちろんですが、職業や肩書きや年齢や、これまで何をしていたかなど関係なく、共通の目的で集まった人たちと共有する世界の楽しさに出会ったのです。

ルールさえ守っていればそこに入るのはウエルカム、やめるのも自由という世界です。

重要なのは（これは私が入ったクラブに限っての話かもしれませんが）、下手でも許されるということです。無理に上手そうに振る舞う必要がない点、気が楽です。いくら恥をかいてもＯＫです。下手でも上手でも受け入れられる、素の自分でいられるって楽ですよね。

もちろん、頑張ればそれなりに少しずつ上達していくという手応えを感じられます。上達が実感として感じられるようになるまでにはやはりある程度の時間はかかります。

まず、１００本ダイビングすることを目標にひたすらやってみる、その間は余計なことはごちゃごちゃ考えない、からだで憶える、その先にまた何かが見えてくる。

何をやってもそうですね。最初から遠い先のことをあれこれ考えても仕方ありません。


意識もしていないし、うまくいかないレベル。

教えてもらって意識しても、うまくいかないレベル。

教えてもらって意識して、うまくいくようになったレベル。

そして意識しなくても勝手にうまくいくレベル。と、ここまでくればこっちのものです。楽しい状態は自然にリラックスしている状態、ひょっとしたら人（監視員）から美しいと見られているかもしれません（フォームが）。

何度も水を飲んで溺れそうになって泳げるようになったとき、何度も膝をすりむいて自転車に乗れるようになったとき、新しい自分に脱皮しました。車の運

コラム⑨ 「やる気」ってなんだろう？

転しかりです。かつて何度か挫折したことでもいいのです。からだが憶えるまで繰り返し、習慣になるころには上達しています。

こころのトレーニングも同様です。

やろうと思ったことは習慣化するのが一番です。ダイエットでも、呼吸法でも、ジョギングでも、英会話でも、日常生活に組み込んで意識しなくてもできるようになればまず成功です。

詰め込み過ぎはよくありませんが、そもそも歯磨きから始まって、着替えや化粧や化粧落とし、入浴、洗濯、掃除と、そういうふうにやっているのです。

最近は生活習慣病が増えて、毎日薬を服用することが習慣化している人も多いですね。

習慣化したものは、それをしないとかえって気持ちが悪いという人もいます。習慣化にいたるまでは「めんどくさい」と放置したくなるかもしれませんが、それをすることによってえられる感情は、放置しておくことによるヘドロのような感情に比べれば魅力的に感じられませんか。

逆に考えてみましょう。習慣を変えられない人というのは、意志が弱いと考えられてしまいがちですが、実際はこれまでの習慣を続ける能力はあるのです。

ひきこもりがいい例です。十年来のひきこもりから抜け出てくる人だって大勢います。彼らにはそれだけの底力が潜んでいたということです。いったん変えることができれば、十年来の経験を生かして、新しい自分を続けることができそうです。

言い訳のベスト3を挙げてみます。ついついこんな言い訳をして、悪いとわかっている習慣を続けていませんか？

①時間がない ➡ 多忙な人ほど本気でやる

②金がない ➡ 金をかけなくてもやれることはたくさんある

③やる気がでたら ➡ 待っていてもやる気はでない。今しかないでしょ！

でも、やっぱり嫌いなことは長続きしませんね。すべての生き物は快楽を求め、痛みを避けようとするからです。

こんな例を考えてみましょう。

A　毎日満員電車に揺られて始業時間ギリギリに会社に到着する頃には、もう一日の大半のエネルギーを使い果たしている。

B　夜更かしをせず早朝起床、カーテンを開けて地平線の日の出を背中に、始発の空いた電車に乗り、誰もいないオフィスですがすがしい一日を始める。仕事の準備をしてもいい。本を読んでもいい。掃除をしてもいい。出勤してくる上司や同僚には元気に「おはようございます!」

AよりBの方が健康的だし、ある人がある日突然AからBに変わったとしたら、成長したと思えるかもしれません。でも実はこれは性格や意志の問題ではないのです。毎日満員電車に揺られて出社する方がよっぽど根性があるといってもいいかもしれません。

ではAを選ぶ人とBを選ぶ人では何が違うのでしょうか。

価値観や優先順位かもしれませんが、Aを選ぶ人は、結局Aが好きなのです。Bを選ぶ人はBが好きなのです（つまりAが嫌いなのです）。満員電車が嫌いで遅刻ギリギリのハラハラドキドキ感が嫌いだからBを選ぶのです。

所詮、好きなことしか続きません。少なくとも不快ではないレベルにならないと続きません。成長するとは「嫌い」を「好き」に変換することです。良い悪いではないのです。ダイエットしかり、受験勉強しかり、スポーツしかりです。義務的に、受動的に、自虐的にやっていては長続きしません。そしてなんとか習慣化するところまでもっていくことです。

もう一つは自分に変えられることと変えられないことの峻別です。

人は自分のことしかコントロールできません。それさえ難しいことも多いのですが……。

クラスメイトと話せなくても、笑顔で「おはよう」くらいは、横を向いてでも蚊の鳴くような声でも言えるかもしれません。

アドバイスはできなくても、話を聞いてあげることだけはできるかもしれません。

コラム⑨　「やる気」ってなんだろう？

老化は避けられなくても、生活環境を変えることでメタボをコントロールできそうです。

いきなり完璧を目指さずに、自分が制御可能なレベルまで具体的な目標を落とし込んでいけばよいのです。

自分のできる領域を増やすのは、知識量・練習量・想像力とタイミングです。

とくにタイミングは見落とされがちですが重要なポイントです。たとえば、同じ本を読んでも、同じ絵を見ても、同じ音楽を聴いても、こどもの頃に抱いた印象とおとなになってから受ける印象が違うことはよくあることです。人は日々、変わっているからです。

いくら周囲から説得されようが、アドバイスされようが、受け入れられないときは受け入れられないのです。しかし、機が熟したときには突然、なにもかもすっきりと理解できるということが起こりえます。これは「機が熟す」という表現のとおり、ある日突然、熟した柿がなるのではなく、その日まで見えないところで成長していたということです。

目の前のことをひたすらやっていくうちに、少しずつ何かが見えてくる……見えない成長が進行しているといえるのです。

どうせやるなら、肩ひじ張らず、ゲーム感覚で難題に取り組むゆとりがあるといいですね。

難しい人間関係などを、人生攻略ゲームに見立ててやっている人もいるそうです。まずはゴールを決めて、それに到達するにはどうしたらよいかと考えているうちに、難しければ難しいほど楽しくなってきたそうです。

どんなやり方にせよ、壁が高いほど、それを乗り越えた時の気分はいいものです。

（深間内文彦）

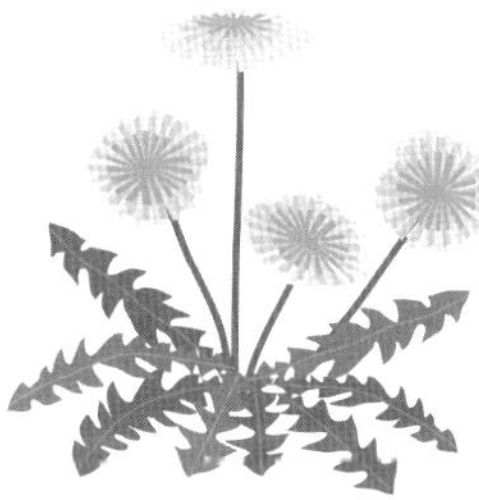

正しい自己愛が自信につながる

ある人は振り返ります。

いままでの自分は「魅力がない」「人気がない」「存在感がない」「応援してもらえない」そんなことに対する劣等感でいっぱいでした。

だから、すねて、ひねくれて、心を閉じて、たまに褒められたり認められても信用できず、ずっといじけて自分の殻に閉じこもっていました。

そして、仕事を頑張ることで、無理して期待に応えることで、なんとか自分の居場所を保っていたのです。

それが今はたくさんの人に応援され、たくさんの人に助けられ、たくさんの人に認められるようになりました。

愛されている、という実感を得られたのです。

それは、実績を上げたからでもなく、愛されるように頑張ったからでもなく、期待に応えるように頑張ったからでもなく、嫌われないように努力してできるようになったからでもありません。

劣等感のメカニズムを知り、逃げたり隠そうとしたりするのではなく、自分から能動的に周りに働きかけることで新しい世界が広がり始めたのです。

劣等感が強いと自分の内面に触れて欲しくない部分がたくさんあるため、人との雑談が苦痛になります。

この話題を振られたらどうしよう、皆で盛り上がっているのに自分がいたらその場の空気を白けさせてしまうと、交流そのものを避けるようになります。引っ込み思案になります。ひきこもりになります。内弁慶になります。

外見、職業、年齢、知識、情報、学歴、職歴、離婚歴……。

それらの弱みを知られたらもうおしまいとビクビクしてしまいます。

自分を開くことが難しくなります。

しかし、避ければ避けるほど不安は大きくなるばかりです。

他人に苦手意識をもった場合、普通は、その人を避けようとするか、逆に過剰な気遣いや遠慮をしたりします。怒りというのも一時的にパワーをもたらしますので、自分より弱い立場の人間をいじめたりします。

加藤諦三氏は言い切ります。

「避けることからは、いかなる自信も生まれてこない。さまざまなことに挑戦し、自分を試し、実際の自分を知りさえすれば、たとえ実際の自分がどのようなものであっても、人は本物の『自信』を得る。」

（加藤諦三『自信』三笠書房）

一度自分の常識を疑ってみるということです。

強いこと、カッコイイこと、優れていること、テキパキしていること……たしかにそうであればいいかもしれませんが、そうでなくても人は愛されているのです。

やはり、人は壁を自力で乗り越えることによってしか、真の自尊心や自信は得られそうにありません。

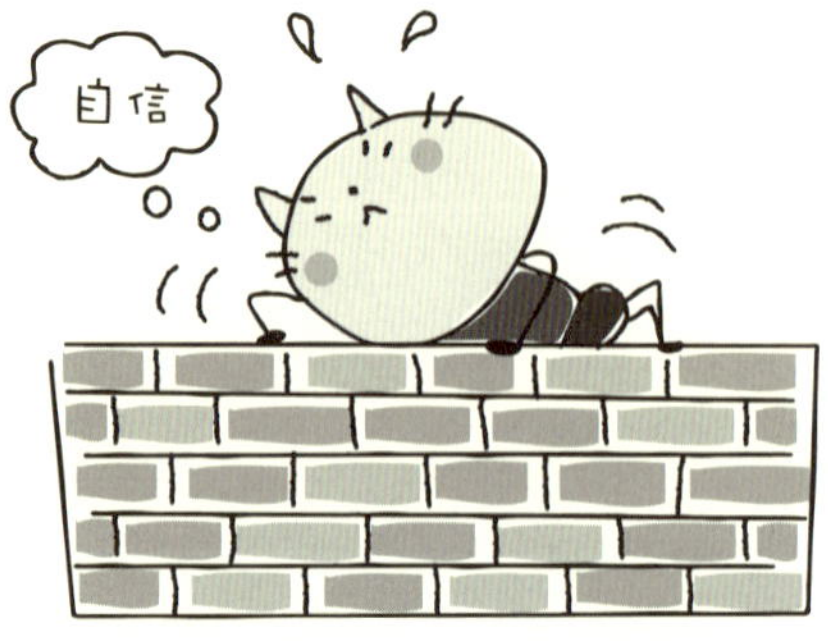

魅力とは、自信です。

太っていても、ハゲていても、カッコイイ人はカッコイイ！

カッコイイとは、魅力であって、外見とは関係なく、なぜカッコイイ、惹きつけられるのかといえば、声や表情、その人の態度からその人が「自信」、つまり自らを信じている、というメッセージが溢れているからです。

だって、自分のことも信じられていない人にどうして他の人が惹きつけられるでしょうか？

そう思いませんか？

もちろんこの自信は、過信や虚栄心や傲慢さなどとは、まったく違うものです。

前項で、自己愛について考えました。改めて言うまでもなく、自己愛は悪いものではありません。自己愛は人から何といわれようと信念を貫くパワーをもっています。自己愛なくして何かを成し遂げることはできません。ただし、肥大化した自己愛は危険だという話でした。

自己愛の対極にあるものは何でしょう。**無償の愛**といわれるものです。無償の愛と聞くとマザー・テレサを思い浮かべたりする人が多いかもしれませんが、これは凡人にはきわめて難しい到達点です。無償の愛のように見えて自己愛だったりすることがあるからです。

『ハラスのいた日々』で中野孝次はこう語っています。

「犬と一緒に暮すことにより得られた様々な感覚は、人生に彩りを添え、豊かにした。ハラスの生涯は大きな喜びと深い悲しみを与えた。辛さが身にしみても、一緒に過ごした日々の豊かさを考えれば、余りあるものがある。」

「物言わぬ存在に対して、気持ちを察したり、伝えたりするにはそれなりの努力が必要である。しかし、意志の疎通ができたときの喜びはひとしおとなる。」

「考えてみれば、私の人生において愛という感情をこれほどまでに無拘束に全面的に注いだ相手はいないという気さえするのでした。人間相手の場合は、相手は自分と同じ独立した人格で性格も感情も意見も違うから、これほど愛が純粋単一な形は取れないのです。」（中野孝次『ハラスのいた日々』文藝春秋）

すべての生き物に平等に運命づけられた死に対峙した時、その人生の目的も意味も知らずに一生を狭い病舎の中で暮らさねばならない人々に、障害ゆえに他人に依存せずには生命の糸を紡ぐこともできない一見非生産的な人々に、純粋無垢な赤ん坊の瞳に、毎日同じことを繰り返す老いた犬に、道ばたの可憐な花に、夕焼けのスカイラインに、変わることなく輝き続ける月に星に、非力である私たちは感謝のこころをもって、ただその存在自体を感謝し慈しむことしかできないのではないでしょうか。

そういえば、小さい頃に読んだ有島武郎の小説『一房の蒲萄』には、「先生」が穏やかな光が挿す窓から手を伸ばして、まさに蒲萄をもぎ取り手の平の中に包み込もうとする挿し絵が載っていて、とても優しい気持ちになれたのを憶えています。善悪を超越した公平な愛を感じた瞬間でした。

横浜の西洋人町の小学校を舞台に、先生の深い愛は、同級生ジムの絵の具を盗んでしまった「僕」のこころの傷を救済します。

「先生はまっしろなリンネルの着物につつまれたからだを窓からのび出させて、葡萄の一房をもぎ取って、まっしろい左の手の上に粉のふいた紫色の房を乗せて、細長い銀色のはさみでまんなかからぷつりと二つに切って、ジムと僕とに下さいました。真白い手の平に紫色の葡萄の粒が重って乗っていたその美しさを僕は今でもはっきりと思い出すことが出来ます。

僕はその時から前より少しいい子になり、少しはにかみ屋でなくなったようです。

それにしても僕の大好きなあのいい先生はどこに行かれたでしょう。もう二度とはあえないと知りながら、僕は今でもあの先生がいたらなあと思います。秋になるといつでも葡萄の房は紫色に色づいて美しく粉をふきますけれども、それを受けた大理石のような白い美しい手はどこにも見つかりません。」

（有島武郎『一房の葡萄』岩波文庫）

コラム⑩

レジリアンス

レジリアンスとは、発達心理学の観点から発祥した概念です。

悲惨な生育環境で育った子どもたちのその後の成長を見ていくと、精神的な病気が発症してしまう子どもと、案外たくましく育って精神的な病気にならない子どもがいることから、悲惨な環境で育った子どもだからすべて何らかの病になってしまうわけではないということ、つまり、たくましく育った子どもと病気になってしまった子どもの違いはどこにあるのかという素朴な疑問がありました。

レジリアンスとは、反発力・抵抗力・復元力・しなやかさといった意味で、ミクロからマクロのレベルまで、病気になりにくさを考えます。素質や環境もあるでしょうが、水は方円の器に随《したが》うごとく可塑的な要素は大きいのです。

主なレジリアンスの要素としては、

- 自己効力感
- 多少の困難なことがあっても自分は乗り越えられると思える自信。これは過去の失敗体験・逆境体験から得られるものです。
- ソーシャルサポート
- 素直に他人と響き合えるハーモニーをもっている。
- 認知の仕方
- こだわりの少ない、適応的な考え方ができる。
- 白か黒かではなくグラデーションを楽しめる視点をもてる。
- 「強み」の活用
- 自分の足りない点にばかりフォーカスを当てない。

などです。

レジリアンスの考え方に基づいた治療は、不適応や障害の部分にばかり焦点を合わせるのではなく、残されている健康な部分に働きかけることで、相対的に不適応な部分を縮小し健康領域を拡大していくというものです。

失敗しても中断しても、それはある意味当然と考える（そのあとのフォローがむしろ大事）。そして自己効力感の育成、つまり、自分の人生は自分の力で何とかなるという自信と、人との関係における役割意識を育てるのが目的です。

職場で元気な人は、何かが彼（彼女）をして活性化させているのです。

うつにはうつの、ひきこもりにはひきこもりを続けるわけがあるように、元気溌剌にもそれなりのわけがあります。

志が高い人にはそれなりの理由が、意欲に満ちている人にはそれなりの理由があります。松岡修造さんは、いかにして松岡修造さんになりえたのでしょう。

その謎を解くカギは、逆境を克服するちから、「レジリアンス」にありそうです。

（深間内文彦）

【参考図書】『挫折を愛する』松岡修造　角川書店

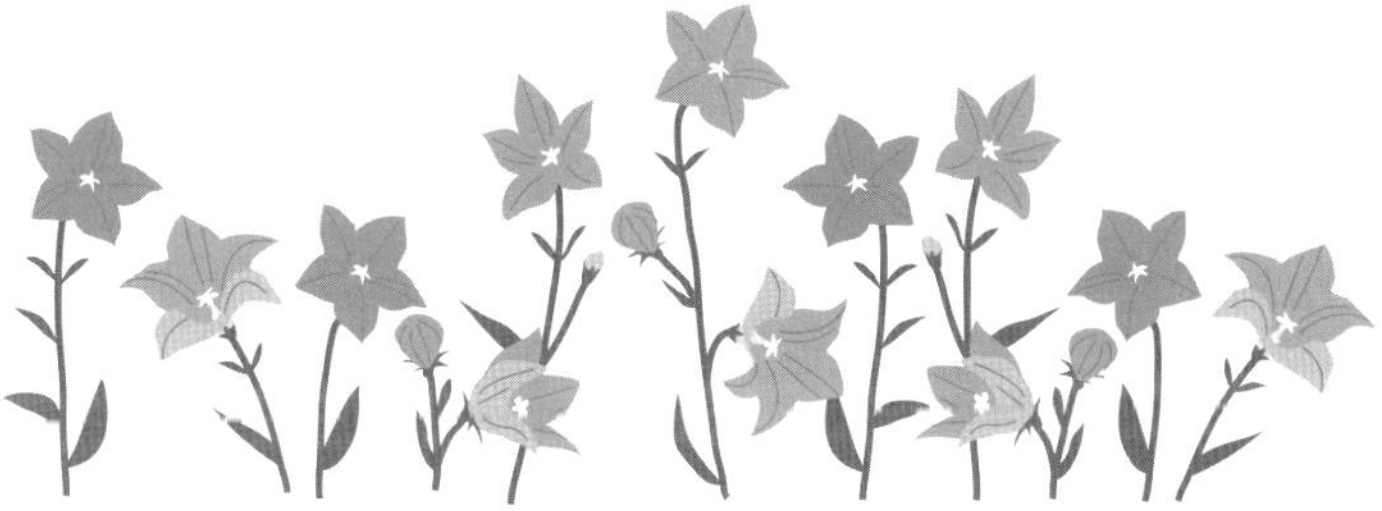

働く人のうつとリワークプログラム

近年、「働く人のうつ病」は大変増えていて、うつ病による休職者数は全国で五〇万人ともいわれています。決められた納期に間に合わせるための仕事量の負担、ミスが許されない緻密性、想定外の事態、効率化という名の切り捨て、ハラスメントなど、職場は緊張を通り越して「いらだつ職場」ともいわれます。

うつ病治療は「休養」と「薬物治療」が原則とされていました。たしかに無理をせず薬を服用することで症状は好転し、再び元気に社会生活を送ることができるようになれたのも事実でした。休職をしても仕事や家族のことが頭にひっかかったままで、なかなか回復せず休みが長期化してしまったり、いざ復職してもしばらくすると息切れをおこして再び休職せざるをえない例や、休職するととたんに症状は改善するものの、復職が近づいてくるにつれ不安が増して症状が逆戻りしてしまうケースなどがあります。このような事情からうつ病の治療、特に「働く人のうつ病」については、単に静養して薬を飲んでいるだけでは解決にならないということがだんだんわかってきました。うつ病の症状がなくなったからといって職場で十分に力を発揮できるとは限らないのです。

このような現状を受けて復職支援プログラムというものがクローズアップされています。**復職支援プログラムはリワークプログラムとも呼ばれ、症状が安定期に入った患者さんを対象に、復職のための準備を整えるお手伝いをする**ものです。また、新たに仕事に就くための支援をしているところもあります。

私たちはリワークプログラムの現場で、多くの患者さんと接してきました。さまざまな治療プログラムを通じて自ら立ち直り現場に戻られた方もたくさんいます。しかし、グループワークそのものに馴染《なじ》めなかったり、気分が安定せず何かに依存してしまったり、途中でドロップアウトしたりなど、まさに自滅してしまう例も少なからずあります。リワークプログラムを通して見えてくるものは、**うつ病という病が、その人の存在そのものへの問いかけでもある**という重要性です。

この本では、あえて新型うつ病などという分け方はしませんでした。

どんなうつ病であるにせよ、病気がその人の存在そのものへの問いかけである点は共通しているからです。

働き続けることができなくなったのは、仕事自体の量や質、個人の問題、対人関係の問題などが絡んでいると思いますが、患者さん本人の自分自身あるいは周囲への働きかけ（能動性・主体性）をサポートするのがリワークプログラムの役割です。薬もその一助ということです。

極端な話、わたしたち医療関係者は時間と場所と治療プログラムを提供するだけで、それを活（生）かすも殺すも患者さん次第です。ですから、「こんなものが復職のために何の役に立つのか」という方もおられますが、同じプログラムを自分のものとして身に付けて成長の糧にされている方もいらっしゃいます。

少し大げさに言うとリワークの目的

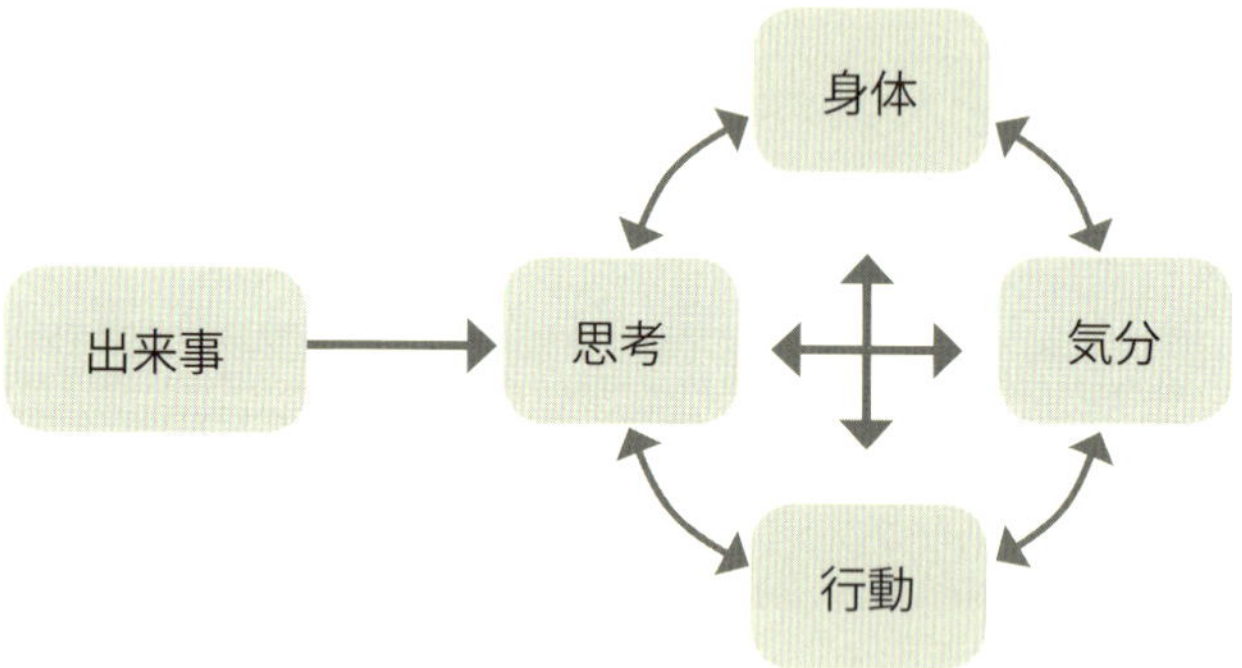

負のスパイラルに陥らないためには？

生活習慣病と呼ばれるものには糖尿病や高血圧などいくつか種類があります。長年の悪しき生活習慣が改善されないと生活習慣病はお互いに悪影響を及ぼし合って、徐々に合併率が増加します。
この図にあるように「思考」「気分」「行動」「身体」もそれぞれ密接に関連しあっており、どこかにとどこおり（停滞）があると全体がうまく回らなくなります。
適度な食事や運動習慣が生活習慣病治療の基本であるように、「出来事」に対する長年の認知のクセを修正することで、こころの動脈硬化を抑制し、サラサラ血液を循環させることができるのです。

は、新しい生き方の模索、Re-born（リ・ボーン）、つまり精神的な生まれ変わりです。ですから、通勤訓練や仕事の予行練習のつもりで復職間際にちょこちょこっとやればいいというものではないのです。時々、休職満了期間があと一か月に迫り、主治医や産業医や人事担当者に言われて来たという方がいらっしゃいますが、リワーク本来の意義からするとそれは問違いなのです。

うつになったら、まず睡眠を確保し、お酒を飲む方ならきちんと断酒しましょう。生活習慣の立て直しです。良くなってきた段階で、対人交流、適度な運動を取り入れていく、そして徐々に厳しい現実と向き合うということです。抗うつ薬は、常にハッピーな気分にさせてくれる薬ではありません。むしろ、自分で問題を解決して前向きに生きていく精神的ゆとりを築く前提となるものです。

よくリワーク準備は一人でも可能かという質問があります。規則正しい生活、つまり朝早く起きて夜は早めに寝る、昼間散歩をする、図書館通いをするなどは、頑張れば可能かもしれませんが、これが一人でできる人はそもそも全体のレベルが高い人です。

休職の要因として最も多い対人関係のスキルアップは、集団つまりグループ内での習得・実践・体験（失敗・成功）を通してはじめて可能です。戻っていく場所（復職）というのは、グループであり、集団であり、組織です。実践的体験トレーニングなくして復職をするということは、本を読んだりDVDを見たりしただけで、水に入らずして水泳をマスターしようとするようなものです。プールで水を飲んだ体験、溺れかけた経験があって初めて水泳をマスターできるのです。

単に復職することだけが目的ならば、体力が回復し、うつの症状が消失したら可能かもしれません。しかし、その先、再発・再休職を繰り返さないこと、つまり**働き続けるためには、総合的な人間力の向上（こころの成長）が必要**なのです。

図は、このイメージを図式化したものです。

症状の回復のための「休養と薬物療法」から「認知の修正と行動の変容」へと治療の方向性をシフトさせ、人間力をレベルアップさせていく治療プログラム、それこそがリワークプログラムとよばれるものなのです。

プラスのパワーがなければ現場で働き続けることはできません。

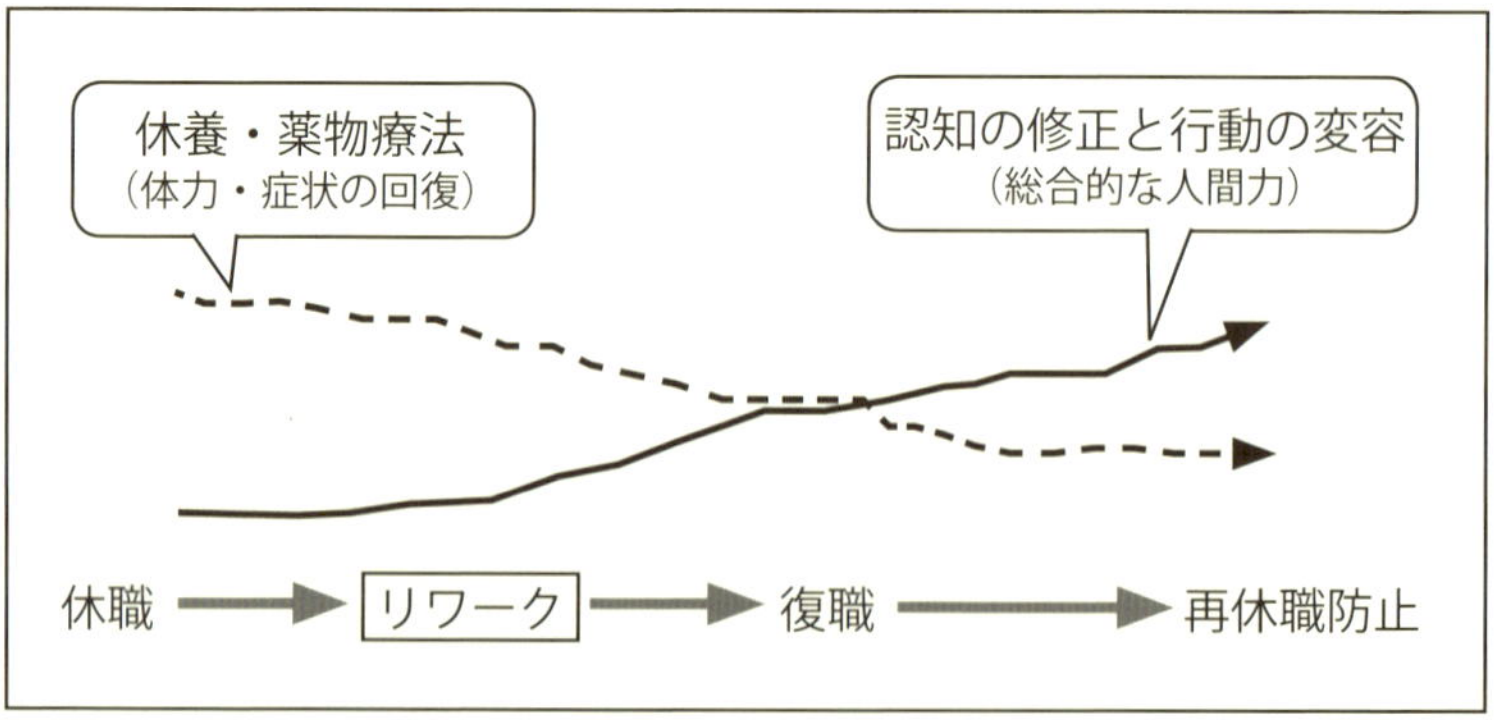

回復過程とこころの成長

さて、このあとのライブセッションⅡ「あなたの給料はなぜ安いのか？」では、「社会の仕組み」について考えます。

一見、うつ病やメンタルヘルスとは直接関係がないように思われるかもしれませんが、会社や社会の仕組みを知らないと「不公平」だとか「理不尽な扱いを受けた」などと怒りを募らせたり、泣き寝入りなどと屈辱的な気分を味わうこともあるのです。

あなたは、社会の仕組みを勘違いしていませんか。

ライブセッションⅡ

あなたの給料はなぜ安いのか？

ここからは「職場でのストレスに悩まれている方」に向けてのセミナーです。私たちのクリニックでうつ病からのリワークを目的に行われているセミナーをできるだけ忠実に再現してみました。同じ病気で苦しまれている多くの仲間の存在を感じながら読んでみてください。

第8回

資本主義というルールを知る

ライブセッションⅠでは「仕事のストレスは、人と人との関係性」ということをテーマにお話ししました。

しかし、私たちが感じるストレスに大きな影響を与えているもう一つの大きな要因があります。

それは社会です。ここでいう社会とは、私たちを取り巻く政治や経済の仕組みのことを指します。

皆さんは、私たちの住む日本の政治や経済の構造についてどの程度知っているでしょうか。

現在の日本社会は二つの制度から成り立っています。

一つは民主主義、そしてもう一つは資本主義です。

これらの制度は、私たちが日本で暮らす上で採用されている、いわばルールのようなものです。

どうしてストレスを考える上でこんな話をするのかというと、それは「ルールを知らずに人が社会で生きていると、とてつもないストレスの元になる可能性がある」からです。

では、今からこのことについて、例をあげて話をしていきます。

ツバサというサッカー選手がいたとしましょう。

今日はツバサのチームが優勝に向けて絶対に落とせない大切な試合です。

ところが、もしここでツバサが「サッカー」のルールを曖昧に覚えたままプレーをしていたらどうなるでしょうか。

例えば「サッカーでは、絶対に手を使ってはいけない」、ツバサはこのことしか知らずにプレーしていたとします。

ツバサはセンターフォワードです。必死でマークを振り切り、シュートをしました。ボールは見事な弧を描いてゴールネットに突き刺さる、そう思った瞬間、突然、手袋をはめた人がボールを手で掴んだのです。

「反則だ！」

ツバサは審判に抗議します。しかし、もちろん審判は聞き入れません。そして試合は続行され、結果的にツバサのチームは負けてしまいました。

試合終了後、ツバサは納得がいきません。しかし、他のチームメイトはがっかりしているだけで、審判の裁定に不満気な選手は一人もいません。それどころか、

「あそこでツバサがシュートを決めてくれればなあ。」

ロッカールームではこんな流れになってきました。

「こいつら頭がどうかしているんじゃないか。」

ツバサはロッカールームの扉を力いっぱい閉め、監督のところへ行きました。

「監督、今日の試合ほど納得のいかなかったことはありません。」

ツバサは監督室に入るなりこう言いました。しかし、監督は冷静な態度でツバサに言うのです。

「大事な試合で点が取れないフォワードはいらない。しばらく二軍からやり直しなさい。」

ツバサは突然の宣告に冷静さを完全に失ってしまいました。

「ちょっと待ってください。相手が手を使って反則さえしなければ点は入っていたんです。でも審判もなぜかそれを見過ごしたんです。もう一度抗議してきます。」

しかし、監督は黙ったままです。ツバサには、ハッとある考えがひらめきました。

「そうですか。わかりました。要するに監督含めみんなグルなのですね。相手チームにも審判にも根回しして、そうやって僕を追放しようというわけですか。」

そう言うと、ツバサは監督に背を向け部屋から立ち去り、荷物を整理して車に乗り込みました。

「どいつもこいつも腐ってやがる。監督も相手チームも審判も。チームメイトだって似たようなものだ。こんなチームこちらから願いさげだ、辞めてやる。」

ツバサはアクセルをめいっぱい踏み込み、競技場を後にしました。

この話、どうでしょうか。もちろん皆さんがお気づきの通り、ツバサは「キーパーは手を使ってもよい」というルールを知らなかったわけです。

結果、審判に喰ってかかり、監督にあらぬ疑いをかけ、チームメイトとの関係も悪化してしまいました。

もちろん、誰が聞いても、サッカー選手のくせにサッカーのルールをきちんと知らないのが悪いと結論づけたくなる話です。

しかし、これは逆に言うと、もしツバサがサッカーの「ルール」をきちんと知ってさえいれば、「悪いのは相手でも審判でも監督でもなく自分だ」と気がつけたわけです。

当然ツバサの感じるストレスや、失う人間関係にも大きな違いがあったといえるでしょう。

「えー、なんか、ありえない話だなー。」

こう感じた方も少なからずいると思います。まあたしかに今の話はありえないでしょうが、「ルール」を知らずに生きていくと、それはとてつもないストレスになるということのイメージはおわかりいただけたのではないでしょうか。

では、ここでお聞きしたいのですが、皆さんは現在の日本に敷かれている「民主主義」と「資本主義」というルールをどこまでご存知でしょうか。

「民主主義と資本主義のルールなど百も承知だ」と自信をもって言えますか？

例えば小学生のお子さんにもわかるように説明できるでしょうか。

これだけではありません。現在多くの先進国で「民主主義」と「資本主義」は採用されていますが「給与構造」は国ごとに大きく異なっています。

民主主義、資本主義、給与構造。私たちが生きている社会でのルールを知らないと、先のツバサと同じようなことになりかねないのです。

私の精神科の外来にも、実はこのルールをよく知らないためにメンタルを崩し、「社長ばかりズルい」「いつまでたっても給料が増えない」などと話をされる患者さんが来られます。なぜ私たちはこのルールをよく知らないのでしょう。

それは、このルールは学校教育でほとんど習うことができないからです。

なぜ習えないか。それは学校の先生も、このルールをよく知らないからです。

私は学校の先生のことを勉強不足だとか世間知らずだとか言いたいのではありません。そうではなくて、小学校や中学校の先生は知りえない、と言いたいのです。なぜなら公立の学校の先生は公務員だからです。

公務員の方々には、一般サラリーマンのような資本主義構造や給与体系が当てはまらないのです。学校の先生たちに言わせれば「自分たちが大切と思わないことは教えない」、これは当然の話です。そしてこのことは、教育要綱などを作成している文科省の役人さんにも当てはまるのだと思います。もちろん編成委員には民間の人も入っていますが、会社で奮闘している中間管理職の方や中小企業の社長さんなどではありません。

では、今の話をもう少し詳しくみてみましょう。

皆さんの給与は、大きな成果を出すと会社からボーナスが出たり役職が上がったりと、多くの会社では、「成果」と「給与」は何かしらの関係性があります。これは「社員のやる気」を上げ、売上を伸ばすために社長さんがとっている戦略ともいえますが、これがいわゆる資本主義です。

もちろん、この制度は裏を返せば営業マンが一年間「一件も」営業を取れなければ、左遷やクビになる可能性もあるわけです。

しかし、公務員ではそんなことありえません。公立中学校の先生を例に挙げるなら、まず扱っている仕事自体、その成果を「可視化」「数値化」することが難しいということもあるでしょうし、予備校の先生とは異なり、どんなにわかりやすく二次関数を説明できても、クラスから有名高校へ進む子が多くても、給与やボーナスが変わることはないわけです。自分が顧問をしている部活がインターハイで活躍しようと、その職場にいる限りは給与に差は出ないのです。では、どこで差がつくのかというと、公務員の給与は成果よりも勤続年数で決まるということはおわかりだと思います。

どんなに能力があっても、教師になって三年で教務主任になったり教頭先生になれたりといったことは起こりえないのです。こうした体制が悪い、と言いたいのではなく、むしろ最善だと私も思います。

しかし、弊害としてどうしても学校の先生には資本主義の実情や、その給与体系を知るすべがないのです。

また、これらの体系や構造は時代と共に変化もしていきます。私が中学生の頃は「年功序列」なんていう会社制度は当たり前でしたし、逆に派遣社員なんていう業務形態は存在しなかったわけです。となると、なかなか専門家でもない限り現代の給与構造は知っているようで知らないのです。

さらには、このルールは職種ごとにも大きく異なります。

例えば、服装ひとつとってみても「銀行業」のような方はお客さんに会わない部署でもネクタイをしている方は多いのです。一方、これがIT企業だと短パンで仕事をしたり、お客さんともジーパンで打ち合わせをしたりします。医師だってそうです。頻死の患者さんの家族に対して、外科医はサンダル履きで病気の説明をしたりもするわけです。まあその代わり、外科医は365日、24時間、寝ていようが日曜だろうが患者さんに何かあったら対応したりするのですが。

つまり、資本主義にもとづく給与体系についての正確な知識は「学校教育の現場には馴染みにくい」ということがおわかりになると思います。

では、皆さん、どうやって理解しているのでしょうか。おそらく「何となく」でやっている人がほとんどだと思います。新聞を読んだり本を読んだり、親から話を聞いたり先輩から注意を受けたり、そんなことを繰り返しながら「何となく」雰囲気をつかんでいるのだと思います。「じゃあ、お前は知っているのか」と聞かれると、私だってわからないことだらけです。大学の政治経済学の先生の知識の足下にも及びません。

ただ、私たち精神科医は、外来診療の場面で仕事上のストレスによってメンタル面を崩された多くの方と話をします。すると、そういった方たちの考え方に、ある共通点が見えてくるのです。

こういう考え方をしていると（ルールを知らないと）ストレスがかかるのだな、といった具合です。

また、精神科医は患者さんの職場の上司とも面談をする機会があり、そのときに実際の現場についての話を聞くことができるのです。

こうして精神科医は今の日本を動かしている暗黙のルールを知ることができます。

その上で、それらを患者さんにわかりやすく伝えていくのも私たち精神科医の大切な仕事なのです。

「一生懸命仕事をしているのに給料が少なく、それがストレスでたまらない」という患者さんは、同じ条件でもうつにならない他の社員とはどこが違うのでしょうか。なぜその患者さんだけがストレスに対処できなかったのでしょうか。

診察場面で、患者さんに直接尋ねてみると、決してその人たちに悪意

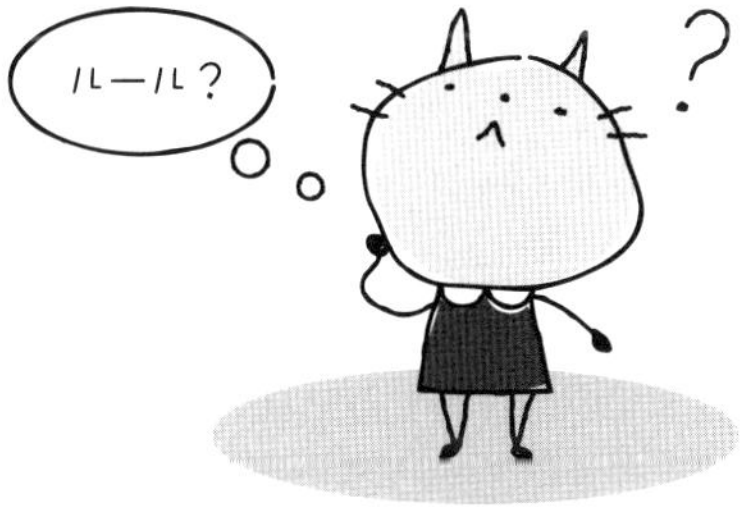

があるわけでも、もちろん知性に問題があるわけでもないのです。

単に、ルールを知らないのです。

皆さんだって同じかもしれません。

仕事において「納得がいかない」「意味がわからない」「理不尽だ」と思うことも、実は「ルールを知らないだけ」の可能性が高いのです。

では今日のまとめに入ります。

第8回 まとめ

資本主義というルールを知る

●私たちは「資本主義」と「民主主義」というルールのもとで生活している。
●そしてこのルールに沿って、働くスタイルや給与構造なるものが存在する。
●これらのルールを知らないと、職場でストレスを感じてしまう可能性は高い。
●しかし、この「ルール」は学校では教わることがほとんどなかった。

では、最後に質問を出しますので次回までに考えてきてください。

問

・民主主義とはどんなルールなのでしょうか。
・民主主義は多くの先進国で採用され、おそらく現時点で最良とされている政治形態ですが、では逆にどういった点が現在問題となっているでしょうか。
・資本主義とはどういった制度でしょうか。
・資本主義の反対語は何でしょうか。
・現代日本で、会社における最優先事項とは何でしょうか。

第9回

給料はどうやって決まるのか

今回も前回の続きから話を進めていきたいと思います。

前回最後に出した「質問」について考えてきてもらえたでしょうか。

私たちが住む日本には「民主主義」と「資本主義」の二つのルールがあるということでした。

今回はそのことから説明をしていきます。

まず「民主主義」。これはどういった制度でしょうか。

「民主主義」を簡単にいえば、政治に関わることは「多数決で決めましょう」という制度です。

20歳になると日本では「一人一票」、誰もが平等に投票権を持ちます。

選挙によって多数決で代表者を選び、その代表者たちが国会などで、また多数決を経て国の決めごとをしていく、これが民主主義です。これはたしかに「最良」なルールといえそうです。ちなみに民主主義の反対語は独裁主義です。

民主主義とは「最も多くの人が望む方向へ国を向けていこう」という仕組みです。

しかし、この制度にはいくつか問題点もあります。

第一に「一人一票」。これは本当に「国」を最善の方向へ導く制度といえるでしょうか。政治を真剣に勉強して考えている人と、そうではない人の「一票」が同じ価値であることには誰もが少し違和感を覚えると思います。例えば政治経済が専門の大学教授と、同年齢でも仕事もせず、朝からお酒ばかり飲んでいる人との一票が同じなのは何かおかしい気がするわけです。また最近では「ネット選挙」の実現化がよく話題になっています。

これには「若者の投票率の上昇」という狙いがあります。しかし、同時に「政治に興味がない人」の投票率も上げることになるかもしれません。ネット選挙によって、多くの若者が政治に興味を持ち、日本の未来を考えるようになればいいのでしょうが、テレビで露出の多い人気タレントやアイドルが立候補したときの得票率が大きく上がってしまうかもしれません。立候補者は政策で選ばれるべきなのに、知名度や人気度が大きく関係してしまうわけです。

そしてもう一つは年齢分布です。当たり前の話ですが「高齢者は高齢者が住みやすい国に、若者は若者が住みやすい国に」と考えます。そうなると日本は現在、少子高齢化がどんどん進んでいますから、「福祉政策」を掲げた議員は多くの票を集めやすいといえるでしょう。これは政党の公約にも当てはまることですが、誰もが「税金が足りない」とわかっていても、現在のわが国の人口分布では、高齢者福祉を置き去りにした政策では当選を果たすことは難しいでしょう。

結局、その負担は若い世代にのしかかり、結果的に国の経済発展はマイナスに傾きかねないのです。

まだまだお話したいことはたくさんあるのですが、「民主主義」の説明は講義のテーマとは少しずれるので、これくらいにしたいと思います。

それでは次に「民主主義」と並ぶもう一つのルール、「資本主義」について話をしてみたいと思います。民主主義の仕組みと比べるとこちらの方が少し難しいかもしれません。

資本主義の反対語から考えてみましょう。

それは「共産主義」と呼ばれるものです。（社会主義という似たルールもありますが、ここでは共産主義についてだけ説明します。）

共産主義とは、簡単にいうと「手にする財産は全員平等」が基本です。仕事ができる人もできない人も、やる気がある人もない人も、国がすべての財産を管理し平等に配分する。

これが共産主義の基本です。たしかにこれは平等です。しかし、これでは国民のやる気はそがれてしまいます。どんなに才能に恵まれようが、逆境を跳ね返して努力しようが、もらえる給与は変わらないわけですから。結果的に競争力もサービス精神も生まれず、他国との競争にも負けてしまいます。実際、現代のグローバル化した社会では、どんどん衰退しています。

よほどの資源大国でもない限り、共産主義は「みんなで平等に貧乏になる」制度といえるのです。

では、もう一方の「資本主義」はどうでしょうか。

これは簡単にいえば、ルールを守りさえすれば自分で稼いだ分は自分のもの、「稼ぐが勝ち」といった制度です。（ここでいうルールとは、著作権の保護やインサイダー取引禁止などといった法的なルールのことです。）

資本主義では「もっとお金が欲しい」、このような気持ちが大きな競争力を生み出し経済活動はますます活性化していきます。企業の方針も明確です。儲かれば正しい、儲からなければ間違い、これに尽きます。ただしひとつ注意点として、この「儲かる、儲からない」は、短期的なものと長期的なものの両方の視点で考える必要があります。

売り上げに無関係だからといって例えばアフターサービスを手抜きしていたら、いずれ客離れにつながるでしょう。そうかといって長期的なことばかりに目を向け、短期に稼ぐことをおろそかにすれば、仕入れや社員に支払うお金がなくなってしまいます。

こう聞くと「資本主義」も特に難しくない、ちゃんと理解できている、と感じる方もいるかもしれません。

しかし、ほんとうにそうなのでしょうか。

私はこれまで、この資本主義とそれにまつわる給与構造で悩む多くの方に外来診療の場で出会ってきました。

では、次の話を一緒に考えていきましょう。

ある男性（ラーメン店勤務歴10年）が独立し、店長としてラーメン屋をオープンしようとしています。たまたま無職で友人でもあるあなたは「手伝って欲しいので一緒に働かないか」と声をかけられました。古くからこの男性を知っているあなたは、彼を信用できる人と判断し二つ返事で快諾しました。

給与に関しては「店長は30万円、あなたは25万円（残業代別）から」と言われ、これに納得して二人の仕事は始まりました。

店長の腕（レシピ）が優れていたこと、またあなたの接客や真面目な勤務の甲斐があってかラーメン店は大繁盛。日々の仕事量は開店当初とは比べものにならないほど忙しくなり、併せて店の売り上げもぐんぐん伸びていきました。

一年後。社長である店長は給与を90万円取っていることがわかり、あなたも「給与」に関して、店長に直談判することになりました。

問 あなたは店長に対して、月給を「いくら」要求しますか？　（　　）万円

はい、これが一番目の質問です。どうでしょうか。どなたか手を挙げて答えて欲しいのですが……。ちょっと答えにくいですかね。ではもう一度整理して考えてみましょう。

スタートとしての月給として、店長は30万円。あなたは25万円でした。
二人で頑張り一年が経ち、社長である店長は給与を90万円取るようになりました。
ここであなたはいくらの取り分が妥当か、という話です。
では、三つに分けてみましょうか。さすがに「下がる」ことはあり得ないでしょう。
また、社長よりも多くなることもこのケースではなさそうなので、

①25〜29万円
②30〜55万円
③56〜75万円

この三つでいきたいと思います。では今から聞いていきますので、どれか一つに手を挙げてください。

（総勢50人）

①25〜29万円だと思う方。……13人ですね。
②30〜55万円だと思う方。……20人ですね。
③56〜75万円だと思う方。……17人ですね。

はい。皆さん全員が手を挙げてくださいましたね。そうですね。値段の高いグループから聞いてみましょうか。ではまず③に挙手した方、どなたか、お願いします。

社長と二人三脚で始めたのだから、社長が三倍になれば、私も三倍にしてもらうのが妥当だと思います。
（38歳男性　SE業）

一緒に頑張ろうと決めたので、社長が60万円上がったら、私も同じくらい上げて欲しいです。正直なところ75万円でも少し足りないです。
（44歳女性　主婦）

なるほど、よくわかりました。③に手を挙げた方は、社長は「何倍になったか」とか「いくら増えたから」、この辺りを基準に考えられたようですね。

では②に挙げた方、お願いします。

②が一番多かったので「30～49万円」あたりが、この教室内における「常識」なのかもしれません。

まあ、ほんとこれも感覚なのですが、社長が三倍なら自分は二倍くらいかな、と思いました。

（32歳男性　営業職）

私もそれに近いです。社長が60万円増えたので、私はその半分の30万円くらい増えてもよいのかな、と思いました。

（29歳女性　事務職）

なるほど。考え方としては③の方と似ていますね。「何倍になった」とか「いくら増えた」、その辺りがやはり基準のようですね。ただ、③の方と違うのは、「社長である店長」に気を遣われたようですね。

はい、では最後に最も少数意見だった①のグループの方、お願いします。

そうですね。まあ、ラーメン屋の社員で50万円とか、僕は聞いたことがなかったので。スタートして一年で、残業代別で30万円もらえれば僕はそれでも多い方だと思います。

（37歳男性　大型書店勤務）

一般的な仕事で、年間の昇給率はせいぜい多くても3万円くらいだと思うので。（50歳男性　公務員）

はい。①のグループの方たちは、店長の給与がいくら増えたということは前提にせず、世間一般の基準と照らし合わせて考えていただいたようですね。

なるほど。たしかに皆さんの発言は「根拠」はともかくとして「納得」する理由はありました。どうでしょうか。このラーメン屋さんの話、もちろんこれはフィクションですが、ありえそうな話ですよね。

そして答えはまだ言いませんが、ここでとても大切なことがわかると思います。

いいですか。よく考えてみてください。

この話の中で、もしあなたの給与が「①25～29万円」だったらどうでしょう。

そうです。50人いたら、37人が「それは納得いかない」と不満に思ってしまうのです。これは、凄いストレスですよね。そしてその根本原因は何かというと、資本主義における給与構造をあなたが知らないからです。決してあなたがめついわけでも頭が悪いわけでもない、ただ単に知らない、それだけのために、すごく大きなストレスを抱え、またトラブルにもなりかねないわけです。まさしく前回話したサッカー選手の話と同じだと思いませんか。

では、店長とあなたの会話に話を戻してみましょう。

あなたは、店長に昇給を申し出ました。すると、これに対し店長はすぐさま「それはできない」と答えました。それではあなたは納得がいきません。そこであなたは、
・店の売り上げはこの一年で相当上がったこと。
・店長に負けず劣らず自分も「一生懸命」働いたこと。
これらを店長の気分を害さないように伝えました。

すると店長は「わかった。じゃあ、ボーナスを一か月分、次の年度末に出そう」。こう言いました。

もちろんあなたはこれでも納得がいきません。第一、今はまだ5月です。そこであなたは、ついこう言ってしまいます。

「店長は僕を騙《だま》したんですね。店を始める時には『一緒に頑張ろう』なんて誘ってきたのに、儲かったら独り占めして。店長、僕はあなたが給料を90万円取っているということも知っているんですよ。」

こう言われた店長は一瞬驚いた顔をしましたが、すぐに平静さを取り戻し、静かに言いました。

「では聞くけれど、もしもこの店の売り上げがまったく伸びず、私の給与が10万円、君の給与も10万円しか払えない状態であったなら、それでも君はこの店に残ってくれたのかな?」

こう言われたあなたは、言葉を失ってしまいました。

たしかに、もし給与が10万円しかもらえない状態だったなら、あなたはとっとと店を見限り他の仕事

を探していたはずだからです。しかし、あなたはとっさにこんな言葉を言い返しました。

「それはそうですよ。僕にだって生活がありますから。でも、もしそうなったとしたら店長だって、違う仕事を始めますよね。」

すると店長の表情が厳しくなりました。

「お前は何もわかってないな。俺は５００万の借金をしてこの仕事を始めたんだ。もしそうなったら日曜日や夜中にたとえ道路工事のバイトをしてでも食いつないだうさ。そのくらい俺はこの店に、自分のラーメンに賭けているんだ。

いいか、よく考えろ。たしかに今、この店は君のおかげもあってうまく回ってはいる。しかしこの先、隣に有名なラーメン店が移転してくることだってあるかもしれない。あるいは『うどんブーム』にでもなってこの店の経営が傾いたら、君は私と一緒に道路工事のアルバイトをしてくれるのか？」

あなたは何も言い返せなくなってしまいました。

……という話です。どうでしょうか。たしかに店長の言うとおりだと思いませんか？

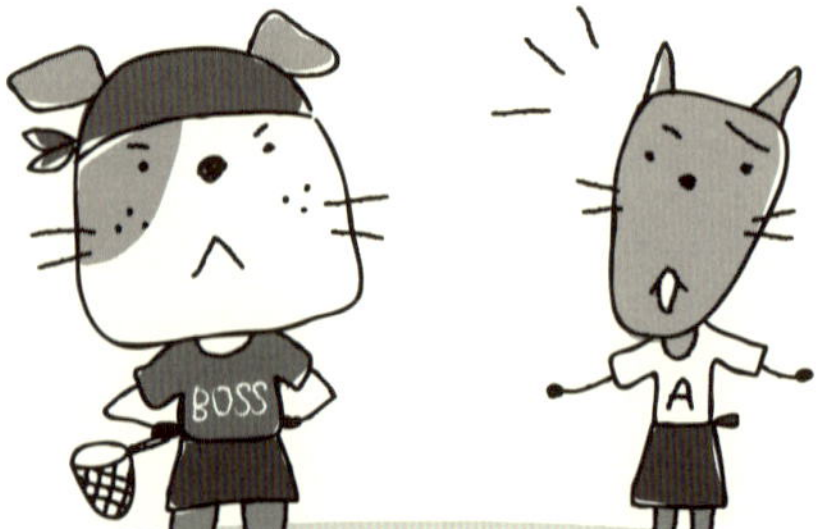

もし、経営難に陥り給与が下がったら店を辞める。しかし、店が繁盛したら昇給してもらう。

これではフェアとはいえませんよね。

ではそもそも「給与」とは、何に対して支払われるべきものなのでしょうか。

次回はそのことについて話をしていきたいと思います。

では今日のまとめに入ります。

第9回 まとめ

給料はどうやって決まるのか

- ●民主主義とは「一人一票。誰もが平等の多数決。」
- ●資本主義とは「儲かれば正しい。儲からなければ間違い。」
- ●資本主義における給与構造を理解しておかないと、ストレスやトラブルにつながる。

問

給与とは、何に対して支払われるべきだと考えますか？

第10回

労働の対価とはなんだろう

今回は「資本主義」という仕組みにおける給与体系の話をもう少し掘り下げて、考えていきましょう。

前回、私が皆さんにした最後の質問はこうでしたね。

問　資本主義のルールにおいて、給与とは何に対して支払われるべきものなのか。

どうでしょうか。どなたか発表してくださる方はいますか。

労働に対する対価だと思います。（31歳男性　SE業）

おお、いきなり期待していた答えが出ました。

「給与とは、労働に対する対価である」。カッコいいですね。これはよく、経済学などの教科書に載っている言葉です。

どうでしょうか。この意見に異論がある方はいるでしょうか。

たしかにこれは正しいような気がしますよね。私たちは、働いた見返りとして給与をもらう。

私たちは、子供の頃から学校や親からこのように教わってきました。

しかし、これが、皆さんがこの「資本主義」というルールを勘違いしている考え方の元なのです。

いいですか。話をわかりやすくするために、もう一度「質問」を見返してみます。質問は、

「給与とは何に対して支払われるべきか」でした。

そして、それに対する答えが、

「給与とは、労働に対する対価である」でしたね。

この回答は、もし国民全員が自営業だったら正解といえるでしょう。八百屋さん、床屋さん、定食屋さん、診療所……。人を雇わず個人で仕事をしていれば、働いた見返り、つまり労働の対価としての賃金を得ることになるからです。

しかし、先ほどのラーメン屋さんのように二人以上で仕事をするとなると、話は少しややこしくなります。

まず「労働」ですが、ではここで「パン屋さんのレジの仕事」で考えてみましょう。

池袋の駅前のパン屋さん、時給は９００円としましょうか。

もし、今、私がその店でアルバイトをしたなら時給はいくらもらえるでしょうか。

もちろん900円です。いくらここで私が、「自分は精神科医で、病院での時給は2000円だから、そこのところを加味してくれ」なんて言ったとしても、「ここはパンを売る店なのでそんなことは関係ない。そんなことを言うなら病院で働いてくれ」と言われるだけです。当然ですね。

こう考えると、たしかに「給与とは、労働に対する対価である」といえそうです。

しかし、これが私でなく元AKBの前田敦子さんだったらどうでしょう。

もし、彼女がそのパン屋さんでアルバイトをしたら何が起きるでしょうか。ものすごい数のお客さんが殺到するでしょう。連日、全国からファンがつめかけ、お店は大行列になるでしょう。もちろん私だって行きます。

メディアでも取り上げられ、その宣伝効果たるやものすごいことになります。

では、その時彼女の時給はいくらが妥当なのか、という話です。

少なくとも900円であるはずはないですよね。

ここに「給与とは、『労働に対する対価』ということだけでは説明できない」部分があるのです。

質問です。たしかにその場合は「時給900円」ではおかしいと私も思いますが、でも前田敦子さんがアルバイトしたら、お客さんが殺到して、その結果「仕事量」が増えるわ

けですよね。だから、時給もそれに応じて増えるわけですから、やっぱり「給与とは、労働に対する対価」だと思います。（31歳男性　SE業）

うーん、それはちょっと違うのではないでしょうか。では、もしあなたがそのパン屋さんで「時給900円」の契約で働いていたとしましょう。そして、ある日店長さんが「今日はお客が少なくて仕事量が少なかったから時給700円にしてくれ」と言ったなら、あなたは納得できるでしょうか。もちろんできませんよね。つまり、仕事量と無関係というのが「時給」の考え方です。しかし、どう考えても前田敦子さんが働いた場合、時給900円ではおかしい。このことは誰もが感じるわけです。なぜでしょうか。

「パン」ではなく「前田敦子さん」目当てに、お客さんが来るからだと思います。（30歳女性　営業職）

そうです。正解です。この場合は前田敦子さんが「お客さんを集めている」ために、彼女の時給は900円ではおかしくなるわけです。つまり「レジ打ちの仕事」、これに関してだけいえば、たとえ前田敦子さんがやろうと、やはり時給900円です。しかし、その他に集客の仕事、世間ではこれをマーケティングと呼ぶようですが、このマーケティング料を店長さんは彼女のバイト代に上乗せしなければならないわけです。

これは前田敦子さんに限った話ではありません。例えば、もし皆さんがすごく美人だったり、イケメンだったりして、かつそれ目当てにお客さんがたくさん来るようならば、同様に皆さんの時給も上がる必然性は出てくるのです。ただし、ちょっと見た目がいいからといって、そのおかげで月に何万円も売り上げが変わるようなことはそうそうないと思いますが。

どうでしょうか。給与とは、労働に対する対価である。これは正解です。しかし、ではその給与の値段はいくらが妥当なのか、という話になった場合は、あなたがどの程度、会社の利益に貢献しているのか、このことが最も重要なポイントになるのです。

マクドナルドや牛丼店は、ある意味、誰がバイトとして働いても、お店に行列ができます。それは会社や組織が、誰が働いても利益がでるような仕組みを作っているからです。

マクドナルドのレジ係の人が、

「600円のセットが一時間に30個も出ているのに、自分の時給が700円なのはおかしい」と言っても、それはナンセンスなわけです。

資本主義のルールにおいて給与とは、何に対して支払われるべきものなのか。

この問いに対する答えはもちろん労働に対してなのですが、その額、つまり値段は利益に関与する個人の能力に対して、ということになるのです。

では、またここでラーメン屋の店長とあなたの話に戻ってみましょう。

先の話であなたは、店長に、「店が儲かってきたのだから、そして店長は三倍も給料が増えたのだから、自分の給料も上げて欲しい」と詰め寄り、断られたのでしたね。

前回、「店長とあなたの初任給がそれぞれ30万円と25万円で、店長の給与が90万円になったのならあなたの給与はいくらが妥当でしょうか」という質問に対して、皆さんは以下のように答えました。

①25～29万円　13人
②30～55万円　20人
③56～75万円　17人

でも、今ならこの答えはわかりますよね。

あなたの「利益に関与する個人の能力」はどの程度増えたのか。

この点について考えればいいわけです。

残念ながら変わっていません。

よって①が正解となるわけです。前回の質問の時に「理由はわからないが世間一般的には①だから」、こう答えた方がいましたが、その方の「感覚」は正しかったと言えるでしょう。

この物語はもう少し続きますので聞いてくださいね。

店長に反論され、あなたは何も言い返すことができませんでした。

たしかに店長の言うとおり、もし店の「売り上げ」が下がり、結果自分の給与も下がらざるをえない状態になったならば、あなたはこの店を辞めていたはずだからです。さらに、もし今後、諸事情で店の経営が悪化したとき、店長と一緒に「道路工事」をすることなど、到底今の自分にはできる自信がありませんでした。

しかし、現実として店長の現在の月収は90万円、あなたは25万円のままです。

二人とも、一年前と比べ仕事量ははるかに増えたにもかかわらず、自分だけ昇給がないのはどうしても納得できませんでした。

あなたは何としてでも昇給してもらおうと、やっきになりました。

「でも、店長。僕たちは友達じゃないですか。」

すると、店長は遠くを見つめたまま静かに言いました。

「じゃあ、もし店が傾いた時も『友達だから』という理由で、月給10万円で働いてくれる、ということですか。今後は店も大きくして、多くの人を雇うつもりだけれど、『能力ではなく、社長と友達かどうか』、こんなことで給与が変化する職場に、もしあなたが就職予定の学生だったなら、勤めたいと思いますか。」

あなたはグッと言葉に詰まり「友達」という言葉を使ったことを後悔しました。ただ、それでもあなたは引き下がれません。

「たしかにそうですけど。ではせめて、忙しくなった分くらい増やしてくださいよ。」

あなたがこう言うと、店長は寂しげな表情であなたを見つめて言いました。

「知っていると思うけれど、店がオープンして最初の3か月は、月の売り上げが30万円程度でした。そこから家賃を払って材料費を払って借りたお金の利息を払って、それでも私は君にきちんと給料を払っていた。もちろん、君は一生懸命働いている。それはよくわかっている。ただ、君の給与は、今の仕事量に妥当なのであって、決して店がオープンしたての数か月の仕事量がベースなわけではないんだ。」

こう言うと店長は立ち上がり、

「この話はもうやめにしよう。もちろん私は今後も君とやっていきたいと思っている。なんといっても一緒に店をスタートした仲間だからだ。ただ、どうしても給料に納得ができないのなら、辞めるのは自由だ。退職金もわずかばかりだが出そう。」

店長はこう言うと、店の外へタバコをくわえながら出ていきました。

外を見るとすでに陽は落ち、辺りは真っ暗でした。あなたは店内に残り考えました。

「店長の言うことはすべて正しい気がする。でもそれならば自分の給料は一生増えないのだろうか。」

あなたは一人ポツンと客席に座り、レジの隣に置かれた色のくすんだ「招き猫」の置き物に目をやりました。

はい。今回のお話はここまでにしたいと思います。

どうだったでしょうか。たしかに皆さんも「店長の言い分が正しい」と感じたのではないでしょうか。

しかし、その一方で、自分の給与が増えないことに、あなたが不満を覚えてしまうことも、理解できたのではないでしょうか。

今回のまとめです。

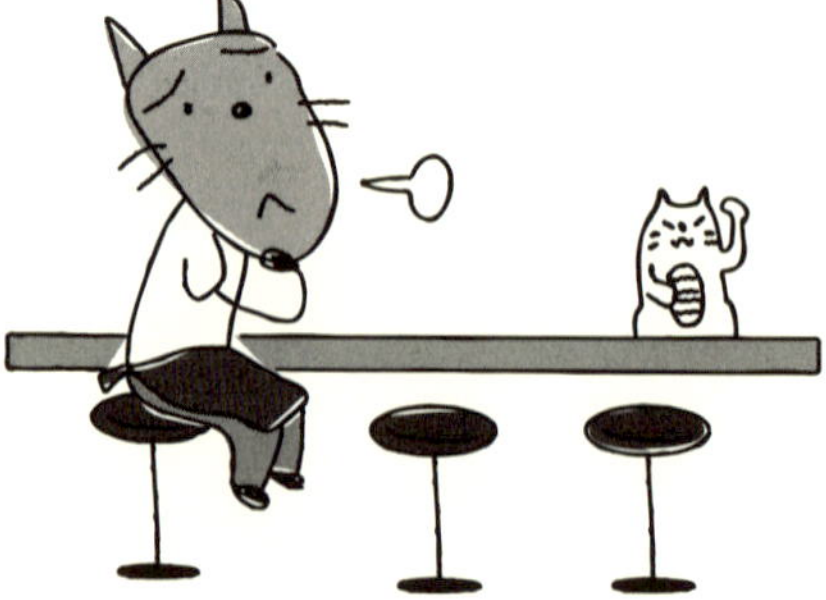

第10回 まとめ

労働の対価とはなんだろう

●雇われた人の給与は、「仕事の利益に関与する個人の能力」で決まる。
●給与に「友達」などといった感情論を織り交ぜると、組織が成り立たなくなる。
●初任給は「教育費」はもちろん、「健康保険料」や「雇用保険」を含め会社が赤字をかぶっているケースが少なくない。

では、次回までに次のことを考えてきてください。

問

今後、あなたが「給与」を増やすためには、どうしたらいいでしょうか。

第11回

給料の問題で悩まないために

前回の最後の質問はこうでした。

問

今後、あなたが「給与」を増やすためには、どうしたらいいでしょうか。

前回、あなたは店長から「もうこの話は終わりにしよう」と言われ、肩を落としてしまいます。
「これ以上、給与のことを言うのなら辞めてもいい」と言われてしまったのですね。
あなたは「現在の給与」が、妥当である気もする一方で「じゃあ、もう一生自分は大きな昇給は望めないのか」とも感じているわけです。
それを踏まえてこの質問をしたわけですが、どなたか考えてきていただいた方はいますか？

この人も、店長のように独立すればいいのだと思います。

（44歳男性　飲食業）

そうですね。それが一番まっとうな方法といえるのではないでしょうか。腕を磨きながらお金を貯め、そして足りない分は借金をして人も雇う。まさにAさんがしたように独立すれば「あなた」の給与は上がるでしょう。しかし、多くの人が自分でお店を持つとなると躊躇《ちゅうちょ》するわけです。なぜでしょうか。それはもちろん、リスクを伴うからです。店長だって、開店当初は赤字でした。また今後だって何があるかわからないわけです。しかし、ここから大切なことが見えてきます。

つまり、何もリスクを取らずして大金を手にしようとすることは不可能ということなのです。

このこともあまり学校では習わないかもしれません。

スポーツ選手のように、生まれつきの才能で大金を得る人たちもいます。しかし、それはごく一部の特別な人たちだけです。もちろんアスリートだって、いつ怪我をするかわかりませんし、二十代後半で選手としてのピークを過ぎてしまう人もいるわけです。そう考えるとやはりリスクは伴います。

特にアスリートの場合ですと、大成しないというリスクがとても大きいのではないでしょうか。

資本主義のもとでは、大企業に入ろうとベンチャー企業に入ろうと、リスクをとらずに上から頼まれた仕事だけをしていたならば、社長や取締役のような給与をもらえることはまずありえないわけです。

しかし、逆にもしあなたが店長と一緒になってリスクをとっていたなら話の展開は変わってきます。店をオープンする際にあなたも店長同様、銀行から店の運転資金を借り入れ、赤字の時は二人とも少ない給与で頑張る。こうした条件でお店を始めていたならば、あなたにも店長と同じように昇給する権利が生まれるのです。

多くの人は、このルールをきちんと理解できていないために「社長ばかりズルい」と感じ、ストレスが溜まってしまうのです。

しかし、資本主義においては「リスクをとらずに、会社がうまくいった時だけ賃上げを要求することの方がもっとズルい」、と言わざるをえないのです。

もちろんリスクを下げて独立する方法だっていくつもあるでしょう。例えば、独立する際に「のれん代」なるものを毎月店長に支払い、二号店としてお店を出せば、リスクはずいぶん下がるはずです。店長のお店のお客さんは流れてくるでしょうし、ホームページのリンクや、ネットの口コミなどの宣伝効果も期待できます。お金の借り入れにしても、成功する可能性が高いプランであればあるほど、銀行はより安い金利で多くのお金を貸し出してくれます。またAさんが連帯保証人についてくれたならば、さらに金利は下がるかもしれません。

しかし、それらを考慮しても、何が最もリスクを下げるのかというと、やはりそれはあなたが実力をつけることだと断言できます。料理の腕はもちろん、店長の元で経営の勉強もしっかりと積み、店長が全く店に来ない状態でも、きちんと店を回せるようになったなら、あなたはいつ独立しても高い確率で成功できるでしょう。

そうすると面白いことに、ある「不思議なこと」が起きます。

それが何か、わかる人いますか？

「給料が上がる」ことだと思います。　（44歳男性　飲食業）

そうです。給料が上がるのです。「給与が少ないから独立しよう」と考え、努力を積み、自分で独立ができるほど高い実力がつくと自然と給与は上がるのです。

「独立する意識を高く持ち、社長の練習をする。具体的には店長がいなくても店が回るようにする。」こんなことができるようになれば、あなたがお店を切り盛りしている間、店長は二号店を出したり、違う仕事に取り組んだりできます。するとその結果、あなたは一号店の責任者として給与が増えるのです。提示された給与にあなたが納得できなければ、その時は独立すればいいわけですから、給与の交渉にもストレスが少ない状態で臨めるのです。しかし、だからといって「独立したとき」と同額の給与を要求するのはおかしな話です。それは当然です。そのまま残るのと自分で店を出すのとでは、リスクが大きく違うわけですから。

もし、あなたが店長の元に残った上でもっとお金が欲しいのであれば、例えば店長とあなたで「都内にお店を十店舗出す」、こういった新たな目標を掲げ、あなたも銀行から借り入れをする。こうして夢もリスクも共有していけばいいのです。このようにして、もしその目標が達成されたなら、その時のあなたの給与は店長と同額とはいかないまでも一人で独立したときよりもはるかに増えていることでしょう。これが「資本主義のルール」なのです。

今回のお話は、ぜひしっかりと理解していただきたいと思います。

給与のことで悩んだりトラブルを起こしてしまい、その結果メンタル面に不調をきたして精神科にかかられる方はたくさんいます。そんな時、私がよくよく話を聞くと、そういった方々はこれらの基本的な「仕組み」や「ルール」をあまりにも知らないのです。

・社長ばかり給与が多くて納得いかない。
・いつまでたっても給与が上がらない。

皆さんの周りにも、こういったことを話される方は少なからずいるのではないでしょうか。しかし、資本主義の仕組みやルールを教わると、それだけでストレスはずいぶん減ります。私は外来で、薬も使わず、カウンセリングもせず、この仕組みのみを伝えただけで患者さんの治療が一回で済んだ経験があります。

あくまでも社長は始めから自分でリスクをとっているから給与が高いのであって、ズルいわけでもお金に汚いわけでもないのです。これが学校ではあまり習わない「資本主義のルール」です。

もちろん、このことは私にだって当てはまります。私の場合でいえば、たしかに開業すれば給与は増えるでしょう。ただそうすると今度は患者さんが来てくれないとか、万が一体調を崩したときに休みがとれない、そういったリスクがあるわけです。また、病院にはさまざまな人が来ます。それこそ反社会的な人だって来るかもしれません。雇われている限りは、そういったリスクから病院側がしっかりと守ってくれるわけです。もちろん私だってお金はたくさん欲しいです。しかし、ただ「給与」のことだけを考えるのではなく、きちんと自分の実力や置かれた状況を考え、「増える給与」と「増えるリスク」、この二つをはかりにかけて判断することが心の健康を考える上でとても大切になってくるのです。

今回、私がいちばん伝えたいのは「会社や社長に不満を言わない」などということではありません。そうではなくて、自分はいつでも「独立できる」「転職できる」、こういった状態に自分があれば「不満が沸き起こらない」ということなのです。

現代日本では、雇われる前は主導権は完全に雇う側（会社）にありますが、一度就職してしまえば主導権は雇われた側（社員）に移ります。「辞めたければいつでも辞められる」のが日本の資本主義のルールです。ただ、その際に日頃から実力をつけておかないと、辞めたあとの行く先がないために「主導権」が再び雇う側に移ってしまうのです。

残念ながら、会社の売り上げが伸びたからといって、私たちの給与も比例して増えていく、といったことはないのです。なぜなら、会社は増えた利益で新たな人を雇い、組織を拡大していく必要があるからです。

こういった会社の経営方針に対して理不尽に感じる人もいるかもしれませんが、実はこれは自分たちのせいでもあるのです。私たちはいつの頃からか消費者として、モノやサービスを購入する際に事前にネットで価格を調べるようになりました。そして、多くの人が可能な限り安い価格で製品やサービスを購入するようになったのです。結果、多くの会社は「低価格・大量販売」の経営戦略をとらざるをえなくなり、また社員の雇用形態も「低給与・大量雇用」の形にならざるをえなくなったのです。これこそが、私たちの給与が上がらない最大の理由ともいえるのです。

であるならば、こうした実情をふまえて「今後、私たちにはどのような能力が求められるのか」ということを真剣に考えていかなければならないのです。

先生の言われることはわかるのですが、私は自分がどんな「実力」をつければよいのかがわかりません。

（27歳男性　事務職）

どんな実力をつければよいかがわからない。そのようなときは、まず「実力とは何か」、このことを考えればよいのだと思います。

繰り返しになりますが、私たちは「資本主義」というルールの中で生きています。そこで求められるのは、「仕事の利益に関与する個人の能力」に尽きるわけです。つまりは、会社を儲けさせればよい、ということです。飲食店で皿洗いだけをしている人は、どんなに早く、そしてキレイにお皿を洗ったとしても、その仕事をしている限り、会社の利益は変わらないわけです。すると当然、もらえる給与も変わらないのです。しかし、上司からその皿洗いの仕事を通して「この人には、皿洗いだけをさせておいてはもったいない」こう評価され、より会社の利益に関わる仕事を任されるようになったなら、給与は上がっていきます。自分が会社にもたらしている利益と、自分の給与は必ず関連してくるからです。そして、その時に、その仕事が「あなたにしかできないこと」であったならば、あなたの価値や給与はさらに上がるでしょう。

営業職であれば、営業の成績を上げることが最も大切であることは言うまでもありませんし、それを実践するために必要なのは、自社やライバル企業の商品の勉強であり、会話術の勉強であり、また身なりを整えることなども大切といえるでしょう。書店へ行って営業について書かれた本を誰よりも多く読み、そして誰よりも営業活動をする。あなたが今すぐとりかかるべき努力は、こういうことなのではないでしょうか。そしてその結果、高い成績を収めることができれば給与は必ずついてきます。そして、自身が学んだ内容を本にしたり、セミナーを開催したりすることだってできるのです。

ちなみに、私の知り合いには、元営業職で、現在は営業専門の会社の社長さんをしている人がいるのですが、聞いたところによるとその会社は「営業の外注」を受けることだけを仕事にして、高い業績を上げているそうです。

ただ、あなたのように事務職で直接「お客さん」と関わらない仕事だと、少し話は違ってくるかもしれません。仕事の成果が数値化されにくいからです。そのような場合は、あなたの上司、できればさらにその上の上司の仕事をこなせる能力、そういったものを身につけていけばおのずと役職が上がり、給与も増えてくるはずです。

また、そうはいっても「うちの事務職は年功序列なので……」というケースもあるかもしれません。そのような場合ですと自力で給与を増やすのはたしかに難しいかもしれませんが、それはもう「資本主義のルール」とは呼べないわけです。そういったものを私は「公務員ルール」と呼んでいます。この場合ですと、また別の話になってきてしまいます。ただし、それが必ずしも悪いこととはいえません。世の中には、「公務員ルール」の方が合っているという人もたくさんいるからです。それはそうですよね。例えば営業職ですと、成績が悪ければリストラにあう可能性だってあるわけです。「公務員ルール」では、いくら仕事ができようとも、そうそう先輩よりも給与が急に増えることはないでしょうし、どんなに給与が上がったとしてもその組織のトップ、事務職でいえば事務長よりも給与が増えることはないわけです。感情に流されるのではなく、このようなことをしっかり理解し今の状況に感謝するのか、または、これは自分の生き方には合わないなと感じ職場や会社を移るのかが、今のあなたのストレスを考える上でとても大切になってくるのです。

いろいろと話してきましたが、資本主義構造と給与体系の話は以上でおしまいです。

人の悩みの多くは「人間関係」と「お金」と昔から相場は決まっています。

昔の時代における「お金がない」ということは、「生き延びられない」ということそのものでした。江戸時代では、悲しいことに生活苦から、自分の娘を泣く泣く売りに出さなければならない家族もたくさんあったわけです。

しかし、21世紀の日本では、飢える人というのはまずいません。

つまり、現代人にとってのお金の悩みというのは、昔とは意味合いがずいぶん異なっているといえるでしょう。現代のお金の悩みの大部分は「もらっている給与が割に合わない」といったものなのです。

そして私がこのセミナーで伝えたいことは、実はその悩みの多くは勘違いなのでは、ということなのです。「ルールを知らないだけ」ということです。

社長がズルいわけでも、上司が自分を低く見積もっているわけでもない。資本主義はあくまでも、自分のとったリスクと、会社にもたらしている利益。まずはそこから、自身の給与のベースが決まってくるのです。

今やネットで自分の職歴を入れれば、簡単に転職先や自分の給与の相場を調べることができます。職業選択の自由だって保障されているわけです。

新入社員が、本当に役に立つ人材に育つためには、どの職場でもそれなりの費用と時間を要します。

給与が入社当初からまったく変わらない。こう悩む方は、実は入社時には給与を多くもらいすぎていただけだったのかもしれません。まずは、入社時のことを会社に感謝すべきともいえるのではないでしょうか。

「上司が無能でストレスです」と話す方が少なからずいます。しかし、見方を変えれば「上司が無能であればあるほど、自分は昇進しやすい」とも考えられるのです。「あんなに無能なのに、どうやって昇進したのか観察しよう」、そういった気持ちで仕事に取り組んだ方がよほどストレスも少なく、また楽しく仕事にも取り組めるのではないでしょうか。

資本主義とその給与構造を正しく理解する、このことによって皆さんの「給与問題から生じてくるストレス」はずいぶんと軽減されるのでは、と私は考えているのです。

では今回のまとめに入ります。

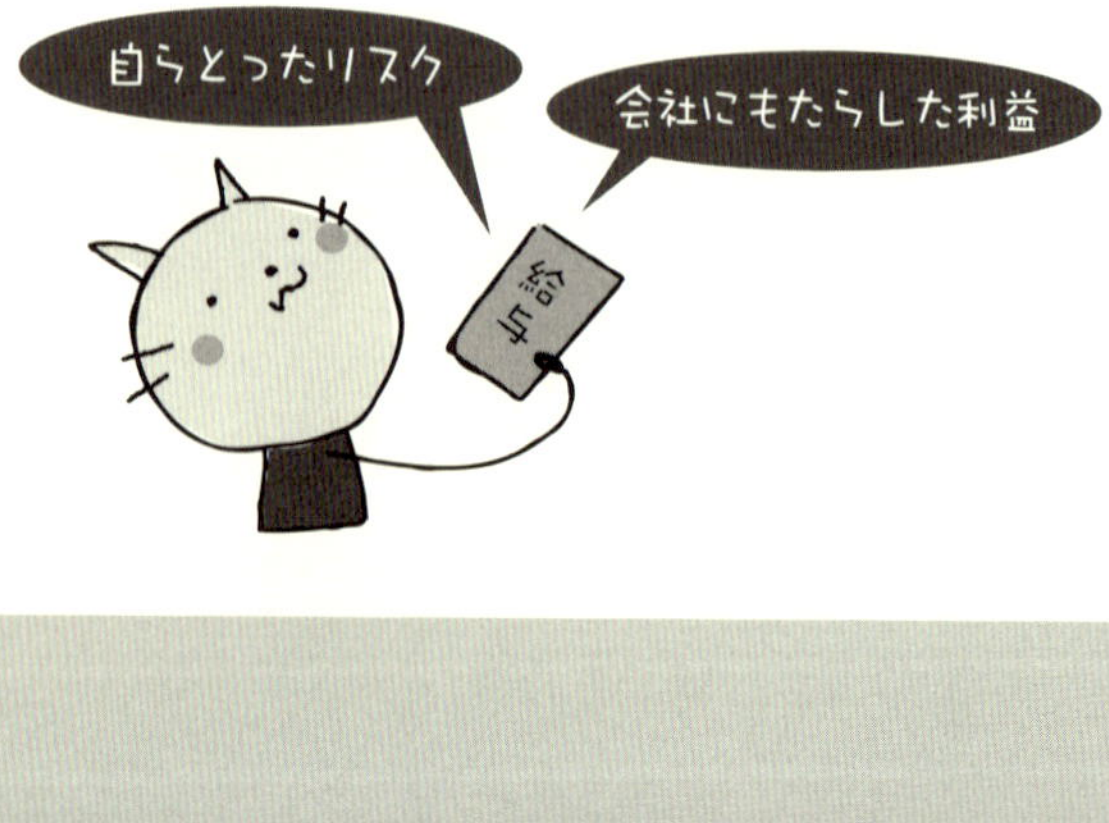

第11回 まとめ

給料の問題で悩まないために

●自分の給与は、「自らとったリスク」と「会社にもたらした利益」で決まってくる。
●給与を増やすことだけではなくて、それに伴うリスクも理解することでストレスは軽減する。
●現代人のお金のストレスは「もらっている給与が割に合わない」と感じるところから生まれていることが多いが、その不満には根拠がない場合も少なくない。

第12回 参加していただいたあなたへ

以上、二回のセッションはいかがだったでしょうか。

ライブセッションIでは、人間関係についてお話ししました。

いかなる場合も大切なことは、相手との「関係性」です。

そして、そのためには「相手のことを理解する」ことがなによりも大切です。

たとえ、相手の行動が自分の理解に苦しむものであっても、決して自分の意見や評価をはさまず、まずは相手の意見に耳を傾けてみる。そして「その時、その人にとっては、その選択が最良だった」、こう結論づけてみるのです。そして、その理由をあなたが想像し創造していく。

こんなことができるようになれば、あなたは誰からもよき理解者として慕われ、素晴らしい人間関係を築いていけることでしょう。もちろん、日ごろから苦労することなくコミュニケーションがとれる方にしてみれば、こんなことはくだらないテクニックと感じるかもしれません。しかし、もし今あなたが人間関係に困っているという自覚があるならば、試しに実践してみていただけたら、と思います。

そして、もうひとつ。人間関係を考える上でとても大切な「感情」について話をしました。

私たちが本当に欲しいものは、お金でも地位でも、モノでもなく、あくまでも感情でした。「真の思いやりとは、相手の欲しい感情を与えること」、この言葉の中に、皆さんが円滑に人間関係を築いていく鍵が隠れているのです。

そしてライブセッションⅡでは、資本主義構造と給与体系についての話をしました。現代人のお金のストレスの多くは「生き延びられないから」ではなく「もらっている給与が割に合わない」、こう感じてしまうことから生まれています。しかし、資本主義とはとても平等な制度なのです。もちろん、この制度にもまだまだ問題点はたくさんあります（実はそのことを最も知るのは精神科医だったりもするのですが）。しかし、だからといって共産主義制度では「みんな平等に貧乏」という社会になってしまうという話もしました。

現代はストレスの時代といわれています。しかし、それは皮肉にも現代人が文明により「飢え」を克服したことと大きく関係があるのです。人は、飢えの不安や恐怖にさらされている時には生きる目標が明確になります。「いかに生き延びるか」この一点のみがテーマになるからです。しかし、飢えを克服してしまった現代人は今度は「何をすればいいのか」という新たな悩みに苦しむのです。それこそ悪循環のあげく、自殺してしまう方までいるわけです。

では、新たな生き方をどうすればいいのか。それは、私の中でもまだ答えは出ていません。しかし、人間関係を円滑にし、資本主義構造を理解することで、日頃感じてしまうストレスのその多くの部分を軽減できるのです。

この本で学んだことを生かして、幸せな人生を歩むきっかけとしていただけたら、私にとってこんなに嬉しいことはありません。

まだまだお伝えしたいことはたくさんあります。またどこかで必ず会えると信じています。最後までお読みいただき、ありがとうございました。

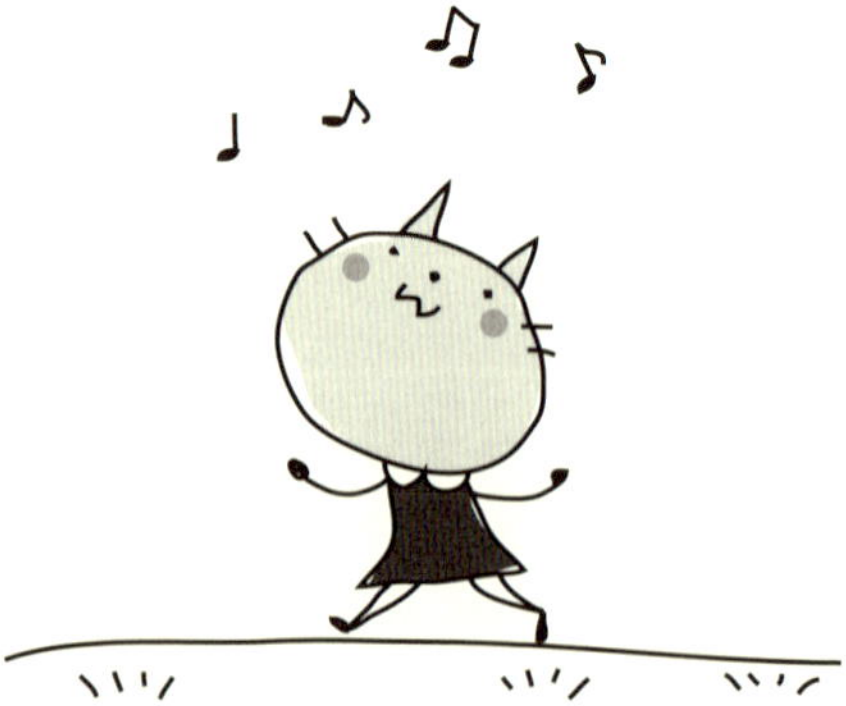

LIVE SESSION・12

おわりに

うつ病や躁うつ病は、古代ギリシア時代の医学者であり、今なお「医学の父」として歴史に名を刻むヒポクラテスによって記述されていることからも、おそらく人類が誕生以来ずっと「こころの病」として身近な存在であったといえましょう。

しかし、「こころの病」は一般に理解しづらいということもあり、患者さんたちは、不当な扱いを受けてきた長い歴史があります。

一方で、絵画や音楽や文芸作品などの創作活動に多大な影響を与えてきた歴史もあります。言葉を介さないアートの中の作者のこころのありように共鳴し、私たちはこころを打たれるのです。

「こころの病」が太古の昔から、古今東西・老若男女を問わず、ほぼ一定の割合で存在し続けてきたという事実からも、一見不利と思える「こころの病」にも人類が過酷な自然を生き抜き、文明や文化を築く上で必要なものがあったといえるのかもしれません。

さて、「こころの病」に関しては、正常と異常の境界は、あいまいな部分が大きいと言わざるをえません。国際的な診断基準というものがありますが、世界中の精神科医が精神疾患の診断をしたり、統計をとったり、研究を進める上で、共通の「ものさし」がないと正確性を欠くという認識で始まったものです。

あくまで人為的に線引きをしたものです。ですから、診断基準は、改訂版が出版されるたびに病名が変わったり、カテゴリーが変わったりしているのです。

大まかなようですが、「こころの病」かどうかは、自分が悩むか周りの人を悩ませるか、という考え方もあります。そうしますと、その人が住んでいる国や地域の文化や常識、慣例、宗教、自然環境、社会秩序、政治経済、教育レベルなど、さまざまな要因によって「病」かどうかは異なってきます。

境界があいまいという意味では、うつ病と躁うつ病との連続性、性格と病気との連続性、病気同士の連続性など、病気の重症度、つまり量的な連続性だけでなく、症状の質的な連続性（これをスペクトラム概念といいます）がいわれています。

「こころ」と「からだ」も緊密な連続性をもっています。

からだを動かすとこころが軽くなることってよくありますね。

「うつ病に対する行動活性化療法」というのもあるくらいです。簡単に説明すると、次のとおりです。

「やる気がでたら……」を待っていても、いつまで経ってもやる気は起きません。つまり内側から外へ、ではなくて、外側から適切な行動を始めることで内なるモチベーションが立ち上がっていくこともあるということです。起床時間をきちんと決めて生活習慣を整えることが第一歩ということもあるでしょう。

健康から病気への連続性という意味では、私たちが送っている日々の生活そのものが基盤であり、メンタルヘルスの不調も生活習慣病といえましょう。

こころの生活習慣病にならないためにはどうしたらよいのでしょう。

進化論で有名なイギリスの自然科学者ダーウィンは、

強い者が生き残ったわけではない。
賢い者が生き残ったわけでもない。
変化に対応した者が生き残ったのだ。

と言い遺したといわれます。

変化に対応するとは、現代社会ではどのようなことなのでしょう。

子ども時代は、教えられたことをスポンジのように吸収していって、それをとても大切に育ててきました。スポーツでも勉強でも、頑張ればいいことがあるとひたすら打ち込める時代でした。たしかにその時代はそれが成長にとって大きなエネルギー源でした。しかし、現代を生きるおとなのこころの強さとは、すべてに対して正面突破することではなく、状況に応じてしなやかに対処できる柔軟性なのです。そして、問題を排除するのではなく、必要に応じて他人の助けも借りること、他人との交流を通して自ら問題を解決していくことが必要だと思います。

皆さんは子ども時代に朝顔を育てたことがあるかもしれません。

下町の夏の風物詩、入谷の朝顔市には支柱につるを絡ませ先端をツンと天に向けた朝顔が所狭しと並んでいます。晩秋まで花を咲かせる生長旺盛な朝顔の栄枯盛衰を一枚の絵にトリミングした田渕俊夫「流転」（箱根・芦ノ湖　成川美術館蔵）は生命の動と静を私たちに訴えかけます。

大きな弧を描きながら感情も四季のように自然に流れていくものです。

回復という状態は、人生での問題がなくなるということではなく、何か問題が起きたときに対処することができるようになることです（『回復していくとき――薬物依存症者たちの物語』東京ダルク支援センター）。

問題を排除するのではなく、共に背負い対処する方法を知りつつ果敢に挑むことが生きること（バイタリティ）なのです。

そして、人によって傷ついたこころの回復には、逆説的ですが、人との交流が必要なのです。

人間、まだまだ捨てたものではないということですね。

「心」が変われば、「行動」が変わる
「行動」が変われば、「習慣」が変わる

「習慣」が変われば、「人格」が変わる
「人格」が変われば、「運命」が変わる
「運命」が変われば、「人生」が変わる

（ウィリアム・ジェームズ博士の言葉）

私たちは生きている限り、思い通りにいかないことにしょっちゅう出会います。何か壁にぶつかったとき、その原因を自分の外にあるもののせいにしている限り、姿を変えて必ず同じような問題が繰り返し目の前に立ちはだかります。

人との交流を通して、自分の行く手を阻んでいるものが実は自分自身の中にあることを学び、あなたが自らの手でそのブレーキをはずし、道を切り拓いていかない限り、成長と幸せは得られないのです。

最後に、出版の機会を与えていただき、スタートからゴールまで根気よく伴走しつつ励ましていただいた弘文堂編集部の外山千尋さんには心より感謝いたします。本書が理解しやすいものであったならば、それは外山さんの尽力によるものです。

なお、本書の「ライブセッションⅠ・Ⅱ」は、都内のクリニックにおける山下悠毅のセミナーを元に山下自身が執筆しました。本文のその他の箇所は深間内文彦が執筆し、コラムについては二人で分担しましたが、お互いに意見を出し合い全体をまとめました。また、序文については医療法人榎本クリニックの榎本稔理事長に快くお引き受けいただきました。ご厚情に深謝いたします。

本書を最後まで読んでいただいた読者のみなさま、本当にありがとうございました。あなた自身の人生をあなた自身の手によって高めていただくために本書が少しでも役立てば、著者としてこれほど大きな喜びはありません。

深間内文彦

二〇一四年一月三〇日

参考図書

◆完全なる経営
アブラハム・マズロー（著）、金井寿宏・大川習字（訳）
日本経済新聞社

◆人間性の心理学―モチベーションとパーソナリティ
アブラハム・マズロー（著）、小口忠彦（訳）
産能大出版部

◆未来記憶
池田貴将　サンマーク出版

◆自分を超える法
ピーター・セージ（著）、駒場美紀・相馬一進（訳）
ダイヤモンド社

◆HAPPIER―幸福も成功も手にするシークレット・メソッド
タル・ベン・シャハー（著）、坂本貢一（訳）
幸福の科学出版

◆パスカル　パンセ抄
ブレーズ・パスカル（著）、鹿島茂（訳）飛鳥新社

◆もし部下がうつになったら
松崎一葉　ディスカヴァー携書

◆僕たちはいつまでこんな働き方を続けるのか？
小暮太一　星海社新書

◆20代の心構えが奇跡を生む
千田琢哉　かんき出版

◆「苦しい」が「楽しい」に変わる本
樺沢紫苑　あさ出版

◆「心のDNA」の育て方
石井裕之　フォレスト出版

◆一瞬で自分を変える言葉
清水康一朗　角川フォレスタ

◆今こそマルクスを読み返す
廣松渉　講談社

◆賃労働と資本
カール・マルクス（著）、長谷部文雄（訳）　岩波文庫

◆グラッサー博士の選択理論―幸せな人間関係を築くために
ウイリアム・グラッサー（著）、柿谷正期（訳）
アチーブメント出版

◆解決志向ブリーフセラピー
森俊夫・黒沢幸子　ほんの森出版

◆かくれ躁うつ病が増えている―なかなか治らない心の病気
岩橋和彦・榎本稔、深間内文彦　法研

◆はじめての認知療法
大野裕　講談社現代新書

◆ビジネスマンのための
「平常心」と「不動心」の鍛え方
藤井英雄　同文館出版

◆考えすぎない
本多時生　アルファポリス文庫

◆「嫉妬心とのつきあい方」のうまい人下手な人
田村正晨　新潮社ワイド新書

◆なぜ私だけが苦しむのか
H・S・クシュナー（著）、斎藤武（訳）
岩波現代文庫

◆「うつ」の構造
神庭重信・内海健（編）　弘文堂

◆ゆるすということ
ジェラルド・G・ジャンポルスキー（著）、大内博（訳）
サンマーク出版

◆人生哲学感情心理療法入門
―アルバート・エリス博士のREBTを学ぶ
菅沼憲治（編著）静岡学術出版

◆我執の病理
北西憲二　白揚社

◆「やりがいのある仕事」という幻想
森博嗣　朝日新書

◆レジリアンス―現代精神医学の新しいパラダイム
加藤敏・八木剛平　金原出版

◆リワーク成功のために
樋口輝彦（総合監修）
21世紀医療フォーラム　うつ病リワーク推進協議会

著 者 紹 介

深間内 文彦（ふかまうち・ふみひこ）／本文

東京医科歯科大学大学院医学研究科修了。同大学難治疾患研究所准教授、国立大学法人筑波技術大学教授・保健管理センター長などを経て、2008年より医療法人社団榎会　榎本クリニック院長・理事。

医学博士。精神保健指定医、日本精神神経学会認定精神科専門医・指導医、日本医師会認定産業医、精神保健判定医、日本外来精神医療学会副理事長。

主要著書
『かくれ躁うつ病が増えている』（岩橋和彦・榎本稔との共著、法研、2010）
『うつ病リワークプログラムの続け方—スタッフのために』（うつ病リワーク研究会編、南山堂、2011）
『リワーク成功のために』（共著、日経BP、2013）ほか多数

山下 悠毅（やました・ゆうき）／ライブセッション

帝京大学医学部卒業。帝京大学医学部付属溝口病院精神神経科、東横恵愛病院、榎本クリニック勤務を経て、福山整形外科・メンタルクリニック心療内科・精神科長。フォーシーズンズ株式会社取締役。

精神科医。日本医師会認定産業医。

ブログ：プラセボのレシピ（http://www.0004s.com/app-def/S-102/blog/）

榎本 稔（えのもと・みのる）／序文

東京医科歯科大学医学部卒業。成増厚生病院副院長、山梨大学保健管理センター助教授、東京工業大学保健管理センター教授などを経て、1997年医療法人社団榎会　榎本クリニック設立。理事長、榎本グループ会長。拓殖大学客員教授。

医学博士。日本「性とこころ」関連問題学会理事長、日本外来精神医療学会名誉理事長、日本精神衛生学会理事、日本デイケア学会理事、全日本断酒会連盟顧問、東京都精神障害者家族会連合会相談医。

主要著書
『榎本稔著作集１〜４』（日本評論社、2005･2012）
『依存症がよくわかる本』（主婦の友社、2007）ほか多数

「うつ」の捨て方―考え方を変えるために考える

2014（平成26）年3月15日　初版1刷発行

編　者　深間内文彦

発行者　鯉渕　友南

発行所　株式会社　弘　文　堂　101-0062　東京都千代田区神田駿河台1の7
TEL 03（3294）4801　振 替 00120-6-53909
http://www.koubundou.co.jp

デザイン・イラスト　高嶋良枝
印　刷　三報社印刷
製　本　井上製本所

ISBN978-4-335-65162-5